MAMÁ DENTISTA

Dra. Rachel Bissu Salmun

MORLIS®
BOOKS

MORLIS®
BOOKS

MAMÁ DENTISTA

Edición: Morlis Books™
Diseño de Portada: María Elisa Almanza |Barker & Jules Books™
Diseño de Interiores: María Elisa Almanza |Barker & Jules Books™

Primera edición - 2020

I.S.B.N. | 978-1-64789-045-2
I.S.B.N. eBook | 978-1-64789-046-9

BARKER & JULES, LLC
2248 Meridian Blvd. Ste. H, Minden, NV 89423
barkerandjules.com

Mamá Dentista

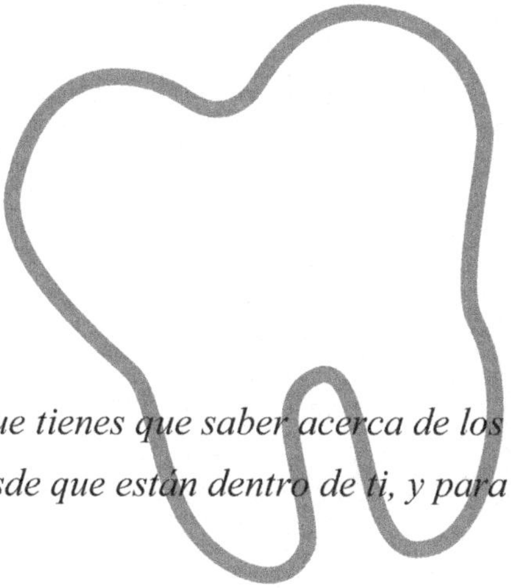

"Todo lo que tienes que saber acerca de los dientes de tus hijos, desde que están dentro de ti, y para siempre..."

Dra. Rachel Bissu Salmun

ÍNDICE

INTRODUCCIÓN

"Las mamás son todo para los hijos, y esta es una guía para que también sean las mejores dentistas de sus pequeños"
Ser madre es sin duda el trabajo más hermoso y difícil que hay.

Este trabajo cuestiona, pero empuja a ser mejor cada vez, aunque la mayoría de las veces no sabes ni como sucedió. Por esta razón creo que el tema merece un espacio especial en este mundo, y por eso me atreví a escribir "Mamá Dentista".

En nuestro cuerpo, existe una hormona llamada oxitocina, que está presente en nuestro organismo casi siempre pero en diferentes cantidades. Es la expresión bioquímica de amor, unión y confianza. Nuestro cerebro libera esta sustancia en las interacciones de afecto positivo, como por ejemplo en el parto; en ese momento es cuando más oxitocina tenemos en nuestra vida, ese momento en el que te vuelves adicta a tu bebé, y todo gracias a esta hormona. Pero más allá del amor, se despierta coraje y fuerza, reprimiendo todo sentimiento de miedo o angustia, transmitiéndole paz y tranquilidad al bebé. Este mecanismo se empodera de la mujer y la convierte en una heroína con un objetivo: asegurar el bienestar de su bebé para siempre.

En este libro es lo que trato de hacer, ayudar a todas esas mamás que quieren darle lo mejor a sus hijos, pero sabiendo porque...

Primera Parte

"Preocupándonos desde que están en la panza"

EMBARAZO Y SALUD BUCAL

La mitad de las mujeres embarazadas desarrollan gingivitis gestacional, una forma leve de inflamación de la encía que es más común entre el segundo y octavo mes de embarazo, y que suele desaparecer cuando nace el bebé.

Las hormonas hacen que tu encía se irrite fácilmente por la placa y pueden hacer que se enrojezca, se ablande, duela o sangre. El sangrado puede llegar a ser abundante debido al aumento de sangre que hay en el cuerpo de una mujer embarazada, este aumento es aproximadamente de un litro y medio, y para poder albergar esta cantidad todos los vasos sanguíneos se dilatan.

Es muy importante realizarte al menos dos limpiezas durante tu embarazo para evitar esa inflamación de encía, y estar al pendiente que no haya algún otro padecimiento (caries, desmineralizaciones, etc.).

Por desgracia, la nauseas matinales pueden surgir en cualquier momento del día. El vómito contiene ácidos estomacales que podrían descalcificar tus dientes, así que cepíllate los dientes siempre que sientas esas nauseas, y si en ese momento no tienes tu cepillo a la mano, enjuágate con agua y escupe al menos 2 veces para eliminar ese acido de la saliva y prevenir una descalcificación.

En ocasiones, cepillarte los dientes puede que también cause náuseas, un consejo útil seria cambiar el sabor de tu pasta dental, usar un cepillo con una cabeza más pequeña, o cepillarte a horas diferentes del día. Enjuagarte con agua y escupir antes de cepillarte los dientes ayuda mucho. Lo importante es mantener buena higiene porque tienes un riesgo ligeramente mayor de caries debido al ácido en tu boca por las náuseas, los posibles cambios en la dieta y por sentirte demasiado cansada para cepillarte.

Los dientes de tu bebé empiezan a desarrollarse entre el tercer y el sexto mes de embarazo y alimentarte bien puede ayudar a que se formen correctamente. Consume muchos nutrientes incluyendo vitaminas A, C y D, proteínas, calcio y fósforo. Esto ayudará a prevenir la descalcificación de dientes en tu bebé (lo cual es muy común hoy en día en muchos pequeños). Tomar ahora decisiones inteligentes acerca de la comida puede ayudar a que tu hijo tenga una boca saludable de por vida.

Para reducir el riesgo de defectos en el tubo neural, necesitas 600 microgramos de ácido fólico por día a lo largo de tu embarazo. Toma suplementos de ácido fólico y come alimentos con alto contenido en folato (espárragos, espinaca, betabel, aguacate, chícharo, naranja, tomate, etc.).

El Congreso Americano de Obstetras y Ginecólogos asegura que procedimientos como remoción de caries, entre otros, son seguros, y que es importante hacerlos para evitar posibles infecciones durante el embarazo.

LACTANCIA Y BENEFICIOS DENTALES PARA TU BEBÉ

La lactancia es una de las primeras decisiones que una madre toma por su bebé. Puede ayudar a que el cuerpo de tu bebé luche contra las infecciones y reducir riesgos para la salud como el asma, infecciones de oídos, la obesidad en niños, etc. Las mamás que amamantan pueden reducir sus posibilidades de desarrollar cáncer de mama y de ovarios. Pero ¿sabías que la lactancia puede impactar la salud dental de ambos, bebé y mamá? Así es cómo:

La lactancia puede contribuir a construir una mordida mejor; Un estudio publicado en junio de 2015 en The journal of Pediatrics concluyó que los bebés amamantados exclusivamente durante seis meses son un 72% menos propensos a sufrir de maloclusión (dientes chuecos). Estos bebés son menos propensos a desarrollar mordidas abiertas, mordidas cruzadas y sobremordidas en comparación a los bebés que lactan menos de seis meses, o no lo hacen. Aun así, esto no significa que tu bebé no necesite frenillos algún día, pero sin duda ayudará mucho la lactancia.

Otros factores, como la genética, el uso del chupón y el hábito de chuparse el dedo, afectan la alineación de los dientes. La Dra. Ruchi Sahota, madre y portavoz de la Asociación Dental Americana. "Lo mejor que la mamá puede hacer es llevar a su hijo al dentista y asegurarse de que monitorea la erupción de sus dientes, que los dientes de leche se caigan en el momento adecuado y los dientes permanentes salgan en el momento adecuado".

No hace falta que destetes a tu bebé cuando le salgan los dientes. Es una pregunta que a menudo aparece en las conversaciones con nuevas mamás: ¿Debo dejar de darle pecho a mi bebé cuando le empiezan a salir los dientes? La respuesta es no, si no quieres.

La Academia Americana de Pediatría recomienda la lactancia durante el primer año de vida del bebé; la Organización Mundial de la Salud anima a las mamás a hacerlo hasta los dos años. "En cuanto a la lactancia, cada niño es diferente y cada madre es diferente", dice la Dra. Sahota. "Debes dejar de amamantar cuando creas que es mejor para ti y para el bebé, pero no únicamente porque le hayan salido los dientes".

La lactancia reduce el riesgo de caries del biberón; otro beneficio de la lactancia exclusiva, la lactancia minimiza la exposición prolongada de los dientes del bebé a bebidas que contienen azúcar. Este tipo de caries ocurre en la mayoría de los casos en los que se acuesta al bebé con un biberón, incluso con aquellos que contienen leche de fórmula, leche materna o jugo de frutas. (Agua está bien, ya que los dientes no serán bañados en líquidos azucarados durante tiempo prolongado). Muy a menudo ocurre en los incisivos superiores (dientes de enfrente), pero otros dientes también pueden ser afectados.

Los bebés lactantes también pueden sufrir de caries; porque la leche natural, materna, al igual que la leche de fórmula, contiene azúcar. Por eso, lactando o con biberón, es importante cuidar los dientes de tu bebé desde el principio. Unos pocos días después del nacimiento, empieza a limpiar la encía de tu bebé con una gasa húmeda o una toallita a diario. Luego, cepíllale los dientes tres veces al día tan pronto como salgan. (de eso hablaremos a fondo mas adelante).

Si necesitas una intervención dental que requiera de medicación mientras das el pecho, consulta con tu dentista y pediatra para asegurarte de que es segura para el bebé. Es importante saber que hay antibióticos y medicamentos en general que podemos recetarte que no harán daño al bebé.

Recuerda: No sólo es seguro ir al dentista estando embarazada y amamantando, es muy importante hacerlo por el bien de la salud de tu hijo.

Otro recurso útil para las madres es la "Base de Datos de Medicamentos y Lactancia de la Biblioteca Nacional de EE. UU. (LactMed)". Simplemente busca cualquier medicina y obtén información sobre cómo afecta a tu cuerpo, a tu bebé y si existe una alternativa disponible. Habla con tu doctor sobre lo que hayas encontrado y nunca te mediques a ti o a tu bebé sin consultarlo con tu médico.

Dejar de cuidarse los dientes puede llevar a más enfermedades de la encía y caries. La prevención de la caries es crucial para las mamás, e incluso el simple hecho de compartir una cuchara puede transmitir bacterias a la boca de tu bebé. Es muy importante hacer lo básico: Cepíllate tres veces al día, usa hilo dental a diario. Asegúrate que has prevenido la caries para no transmitírsela a tu bebé.

En el mismo estudio que mencione anteriormente, dice que actualmente hay más casos en los que las mamás rechinan de dientes (bruxismo). Hay mucha más tensión muscular en el cuello y en la cabeza, lo que hace que nuestra mandíbula y maxila estén un poco más tensas, lo que a su vez hace que rechinemos los dientes. La dificultad para dormir cuando estamos embarazadas y después del nacimiento, puede causar este bruxismo de manera leve, el estrés puede aumentar y también puede ser un problema. Debes ir al dentista para una revisión y posiblemente realizar un tratamiento de guardas oclusales, las que te ayudaran a relajar la mandíbula y cuello, eliminando mucha tensión.

Todas las mamás necesitan hidratarse, especialmente si están dando el pecho. No beber suficiente agua, es muy peligroso para tu boca ya que si tenemos la boca seca, nos ponemos en riesgo de enfermedades en la encías, de caries, entre otras cosas.

Y el último consejo que la Dra. Sahota da a todas las mamás. "Igual que si estuvieras en un avión, debes ponerte la máscara de oxígeno primero, antes de ponérsela a tu hijo; si no estás sana, no tendrás tiempo ni energía de asegurarte de que tus hijos estén sanos también."

HIGIENE ORAL DEL BEBÉ

La Higiene Oral de nuestros bebés debe comenzar desde el nacimiento, se que parece raro, pero debe ser antes que aparezcan los dientes, porque la encía y la lengua, también deben de permanecer limpias.

Con qué?

Envolver el dedo índice con una gasa estéril y humedecida en agua (idealmente gasa cocida cuando son muy pequeños).

¿Cómo?

Realizando movimientos circulares en encías y lengua.

¿Cuántas veces al día?

Al menos 1 vez, de preferencia por la noche, ya que es cuando mas organismos externos tienen en su boca, y así podrán dormir sin que haya alguna bacteria intentando permanecer ahí.

¿Hasta que momento utilizar la técnica de la gasa?

Esta técnica se debe ejercer desde que nace, hasta que la limpieza con el cepillo dental es buena, generalmente hasta que tienen 4 dientes, se recomienda usar cepillo dental y la gasa para las zonas que no se pudieron lavar de forma profunda.

¿Para qué? Son dos objetivos.

1. Acostumbrar al niño a recibir en su boca un elemento de higiene.

Un método muy eficaz para que tu bebe se familiarice con el cepillo de dientes, es utilizar cada etapa de su crecimiento a tu favor. Muchas veces los bebes entre 12 y 18 meses no nos permiten realizar ningún movimiento dentro de su boca, ya que sienten como si fuera una invasión a su privacidad, porque es algo a lo que no están acostumbrados y que no conocen. Es por eso que cuando aun no tienen esa sensibilidad, debemos limpiar su encía con la gasa, y posteriormente, darles un cepillo de dientes para que lo usen en lugar de la mordedera, y eso los relaje cuando estén erupcionando los dientes (de las mordederas hablaremos a profundidad mas adelante).

De esta forma, su reflejo nauseoso ante texturas será mucho menor o nulo.

2. Evitar enfermedades orales como la candidiasis (hongos), muy común en los primeros 6 meses.

Esta infección tiene las siguientes características: las comisuras de los labios agrietadas, y placas blanquecinas en los labios, la lengua o la cara interna de las mejillas, pero sin que se pueda limpiar. Rascar las áreas blanquecinas intentando quitarlas puede hacer que sangren y es molesto.

La mayoría de los bebés no sienten molestia alguna, pero algunos pueden sentirse incómodos o molestos al succionar. Algunos bebés puede que no se alimenten bien porque les duele la boca.

También pueden tener candidiasis y dermatitis del pañal provocadas por el mismo tipo de hongo al mismo tiempo.

Prevenir esta afección es muy fácil, si das pecho a tu bebé y en algún momento sientes ardor en los pezones o están rojizos, puede que estés desarrollando alguna infección, por eso deberás hablar con tu medico y que te de alguna pomada antifúngica o el tratamiento que el considere necesario. La boca del bebé y los pezones de la madre son sitios perfectos para una candidiasis, ya que son sitos cálidos y húmedos.

Si tu bebe utiliza biberón o chupón, no olvides la esterilización, o en su defecto, lavar perfectamente bien, con agua caliente y jabón todo el equipo (no solo el hule o material que vaya en su boca, porque el hongo podría quedarse en algún sitio donde pueda por equivocación chupar y así infectarse de nuevo), y así reducirás el riesgo de contagio de este hongo, y si es que ya lo tiene, no seguirá reinfectandose.

Otra causa puede ser el uso de antibióticos, ya que eliminan todo tipo de bacterias en el cuerpo, las malas pero también las buenas, y estas son las que nos ayudan a luchar en contra de los hongos, virus y otras bacterias para que no los infecten.

La razón por la cual es común este hongo en los recién nacidos, es porque apenas están desarrollando su sistema inmunológico, y eso hace que sea mas fácil para este desarrollarse.

Debes de ir al pediatra si ves alguno de estos síntomas en tu bebe, porque aunque generalmente se quiten sin tratamiento entre una y dos semanas, puede que el medico te recete una solución antifúngica o en algunos de los casos y dependiendo la edad del bebe, añadir lactobacilos a la dieta del pequeño.

EL CHUPÓN

Por años nos dedicamos a sugerir e incluso exigir a las mamás de nuestros pacientes, evitar o eliminar el chupón en sus hijos. Como si fuera una receta de cocina, en donde sumamos dos cucharadas con una pizca de algo y obtenemos el resultado.. siempre igual, fácil y rápido (para nosotros). Pero cuando nace tu bebe, y eres una mamá agotada, con un hijo que quiere succionar todo el tiempo (porque en esa etapa es su naturaleza), muchas prueban el chupón, y se olvidan de todo lo demás cuando tienen calma y su bebé esta en paz, lo cual esta perfectamente bien, dejemos de satanizar las cosas, mejor vamos a ver cual es la mejor opción.

Por lo que en este capitulo les voy a contar qué debemos saber sobre nuestro querido amigoenemigo.

Beneficios:

En algunos países es llamado "Pacifier" por la razón mas atinada que es: calmar, tranquilizar, relajar...

Rosemary Horne, del Instituto Monash de Investigación Médica, realizo una investigación en la cual se ha relacionado el chupón con la prevención de muerte súbita en el lactante en los primeros meses de vida, ya que la succión regula el control cardíaco, mejorando la presión sanguínea y arterial.

Desventajas:

Al succionar un chupón, se genera un desequilibrio de las fuerzas musculares de mejillas, labio y lengua, al ser utilizado en forma constante y prolongada lleva a que se produzcan alteraciones faciales, algunas de ellas son:

- Estrechamiento del maxilar que es el hueso que contiene el paladar, generando una mordida cruzada en los dientes posteriores (muelas), mordida abierta en los dientes anteriores (dientes de en frente).

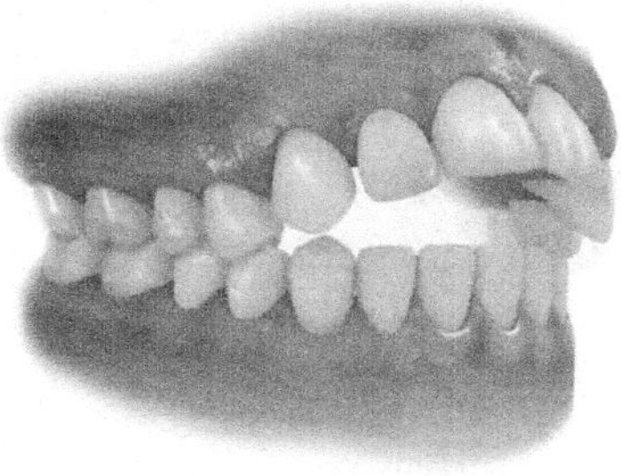

- Inclinación de incisivos (dientes de enfrente) hacia afuera.
- Descenso y/o interposición de la lengua. Lo que puede acostumbrar a la lengua a estar en un sitio que no le corresponde y a la larga generar mas problemas.

Cabe aclarar que si el uso no es prolongado, el riesgo de estos padecimientos es mucho menor, porque como quien dice, *"todo en exceso es malo"*.

Qué chupón elegir si hemos decidido (o necesitado) utilizarlo, ¿como escogerlo?.

El chupón que reúne las características ideales debe ser:

- Cabeza pequeña, plana y suave.
- Escudo labial cóncavo, para que el labio tenga su espacio.
- Hecho de un material no tóxico.
- Conector estrecho y delgado (segmento que une la cabeza con la base).

- Cara lingual (cara que contacta con la lengua) cóncava, es decir, con una curvatura hacia adentro, que genera menor interposición de la lengua con el paladar.
- No agregar miel, azúcar ni nada a la punta.
- No utilizarlo después de los 2 años de edad.

Personalmente sugiero los chupones de látex por ser más blandos, y si vienen en varios tamaños siempre elegir el más pequeño y no ir aumentando su dimensión conforme a la edad como sugieren los fabricantes.

Revisen bien las características antes de comprarlo, y no se vayan con la idea que nos venden diciendo que son ortodonticos, porque en algunas ocasiones no cumplen con los requisitos.

¿Cuándo se debe eliminar el chupón?

-Alrededor de los 18 meses es ideal, por una parte mientras más pequeño lo quitemos, el niño es menos consciente que es parte de su "inventario", por lo tanto es más fácil el desapego. Y por la parte dentaria, si ya ha ocurrido alguna alteración a esta edad y hasta aproximadamente los 3 años puede revertirse con el simple hecho de dejarlo.

El uso del chupón no afecta a todos por igual, depende de las características musculares y óseas de cada niño, además de otros factores como el tiempo de uso, fuerza de succión, entre otras, es por esto que algunos que lo usan a los 3 o 4 años no les pasa nada; pero hay otros en que lo usaron menor tiempo y la alteración requiere tratamiento de ortodoncia e incluso cirugía maxilofacial si no se trato a tiempo esa alteración.

Tips para eliminarlo:

1. Identificar el motivo por el cuál el pequeño pide su chupón: miedo, ansiedad, aburrimiento, etc. Y luego reemplazar esa necesidad por otra, ej: contención, cambiarlo por un juguete, por generar actividades para su distracción y entretención.

2. Canjear o donar el chupón: Intercambiarlo por otro objeto que pueda transformarse en algo favorito para él. Regalarlo a la hada de los dientes o al ratón.

Aquí la imaginación de los papás y el conocimiento de los hijos es clave.

Puede hacerse de una sola vez o gradualmente, vamos cortando la punta del chupón, esto hará que la sensación al succionar ya no sea grata. Además podemos acompañar este corte de una historia, ej. "Ya es momento de cambiar tus chupones por un juguete de niños grandes" recuerden que ellos aman sentirse mas grandes de lo que son.

3. Eliminación Gradual: Podemos ir disminuyendo las horas al día en que lo utiliza, ej: Dejarlo sólo para inducir el sueño y una vez que se quede dormido sacárselo, evitar su uso en el día (esto idealmente acompañado del primer punto).

4. Eliminación Radical: Idealmente elegir un fin de semana largo, concientizar a todos los integrantes del grupo familiar sobre la eliminación del chupón y eliminar todos los chupones que tenemos en casa. Se puede fingir que lo hemos perdido y no tenemos uno de repuesto. Hay que estar preparados para el llanto, berrinche, o algún comportamiento que no era común... Pero la verdad es que muchos se sorprenden de lo fácil que lo olvidan. Más sufrimos los papás que los propios niños.

CHUPARSE EL DEDO PULGAR

Chuparse el pulgar es un reflejo natural en los niños. Los bebés pueden sentirse seguros y contentos cuando se chupan el dedo, un chupón u otro objeto, que pueden ayudarles a conocer su mundo. Los niños pequeños también pueden hacerlo para calmarse y ayudarles a dormir.

Sin embargo, cuando aparecen los dientes permanentes, la costumbre de chuparse el pulgar puede causar problemas con el buen desarrollo de la boca y la adaptación de los dientes. También puede causar cambios en el paladar. Los chupones pueden ejercer esencialmente el mismo efecto en los dientes que chuparse los dedos y el pulgar, pero suele ser un hábito más fácil de romper.

La intensidad de la costumbre es un factor que determina si existen problemas dentales o no como resultado. Si los niños se meten el pulgar en la boca pasivamente, tienen menos probabilidades de tener dificultades que los que succionan el pulgar enérgicamente. Los que son demasiado agresivos, pueden causar problemas con los dientes de leche.

Consejos para ayudar a tu hijo a romper con la costumbre de chuparse el pulgar:

- Felicita a tu hijo por no succionar.
- A menudo los niños se chupan el pulgar cuando se

sienten inseguros o necesitan ganar en comodidad. Céntrate en corregir la causa de la ansiedad y proporcionarle seguridad.

• En caso de un niño mayor, explícale los beneficios de dejarlo de hacer y motívalo con frases como "te felicito que ya no lo haces porque ya eres grande" o algo similar que creas que puede hacerlo sentir bien (nunca desanimarlo si lo vuelve a retomar porque causaría problemas en su autoestima).

• El dentista puede darle ánimo a tu hijo y explicarle lo que podría suceder con los dientes si no dejan de chuparse el pulgar.

Si los consejos anteriores no funcionan, recuérdale al niño su hábito vendándole el pulgar. El dentista podrá recetarte un recubrimiento amargo para el pulgar o el ultimo de los casos el uso de un aparato bucal.

TETRACICLINA EN EL EMBARAZO

La tetraciclina es un antibiótico usado para tratar condiciones, como infecciones del acné y respiratorias

Si tomas tetraciclina después del primer trimestre de embarazo, se corre el riesgo de decoloración (envejecimiento) de los dientes de leche. La decoloración se debe a la calcificación (endurecimiento) de los dientes, que comienza en el cuarto mes. Y este medicamento actúa evitando que la formación de los dientes sea la ideal, es por eso que si lo estas tomando o te lo receta algún doctor y tu estas en busca de un bebe, debes hablarle acerca de este tema para que juntos lleguen a tomar la mejor decisión.

La Academia Americana de Pediatría ha calificado la tetraciclina compatible con la lactancia. Asimismo, el Grupo de Trabajo de la OMS dice que cuando se puede utilizar el antibiótico durante 7-10 días durante la lactancia, el riesgo para el bebé es bajo.

En cuanto al padre, actualmente no existe información que sugiera que el uso de tetraciclina por el, sea perjudicial para los espermatozoides o aumentar el riesgo de defectos dentales de nacimiento.

Solo debemos tomar nuestras precauciones en cuanto a la ingesta de este antibiótico.

DESCALCIFICACIÓN DENTAL Y BEBÉS PRE-MATUROS

A pesar de que normalmente tardan meses en erupcionar, los dientes de leche de los bebés comienzan a desarrollarse en el embarazo, a las pocas semanas de gestación. Por eso la buena nutrición de la mamá durante el embarazo es importante para el desarrollo de los dientes.

La dieta de la embarazada debe incluir calcio, fósforo, vitamina C y vitamina D.

Durante el embarazo, no se debe tomar algunos medicamentos, como la tetraciclina, ya que podría dañar a los dientes en desarrollo del embrión.

La descalcificación de los dientes puede ser en uno, varios o todos los dientes de la boca y por distintas razones.

La formación del esmalte (primer capa del diente) puede alterarse por enfermedades o infecciones. Como los pre-maturos son más susceptibles a infecciones, en ellos es más frecuente la aparición de desmineralizaciones por esa causa.

Los bebés que nacen con bajo peso pueden tener falta de algunas vitaminas y minerales, y la mala nutrición materna también afecta ya que la máxima aportación de calcio de la madre al bebé es en el tercer trimestre, es por eso que las alteraciones en la mineralización prenatal se pueden ver afectadas en bebés de bajo peso al nacer y bebés prema-turos.

Los dientes son muy sensibles a las variaciones de los niveles de calcio en el cuerpo, por eso debemos mantener una buena alimentación en nuestros hijos desde el inicio.

Segunda Parte

"Los primeros pasos de los dientes, aprendiendo a cuidarlos"

CEPILLADO DE LOS PRIMEROS DIENTES:

¿Quién debe realizar el cepillado?

Siempre, hasta los 8 años de edad, debe ser realizado por un adulto, pero siempre dejando al pequeño hacerlo también, por eso yo recomiendo que el adulto haga primero la limpieza, y posteriormente, que el niño intente imitar los movimientos realizados, y así crear un habito y estimular su motricidad.

¿Qué cepillo utilizar?

Uno de cabeza pequeña, filamentos suaves y mango cómodo. Recuerda que entre mas suave y chico, mejor. En especial para proteger la encía de nuestros pequeños, y prevenir lesiones en boca.

¿Debo utilizar pasta de dientes?

Si se debe usar, aunque hay que saber que el beneficio lo da un buen cepillado, la pasta solo es un ayudante.

¿Qué tipo de pasta?

Debe de tener 1.100ppm de flúor (ojo con la cantidad).

¿Qué cantidad?

Del tamaño de un grano de arroz crudo o barrido del tubo, poner mas pasta no significa un mejor cepillado.

¿Cuántas veces al día?

Al menos en 3 ocasiones, idealmente después de cada comida o toma de leche (principalmente si es de formula).

Pensando en todas las mamás que dan su 100% por sus

hijos, se que es difícil pedirles que el cepillado sea 3 veces al día, es por eso que soy realista y se que hay ocasiones en las que comen en casa de la abuelita, del amiguito del escuela, o simplemente comen con prisa para llegar a sus actividades de la tarde, y no siempre tienes a la mano un cepillo y pasta dental.

Para eso tengo un consejo; que el cepillado de la mañana y de la noche sea bueno, y en la tarde, carga contigo un cepillo chiquito (de los que se doblan y caben en la bolsa, o el que tu prefieras), y después de comer, cepíllale los dientes con pura agua, eso no quiere decir que no va a funcionar, como lo mencione anteriormente, la pasta es solo un ayudante en la limpieza, lo importante es que el cepillo y la técnica sean buenos, con eso ya vas a tener sus 3 cepillados al día sin mayor problema, y el día que olvides el cepillo puede realizar buches de agua para no perder la rutina, y hacer un recambio de saliva para quitar la acidez que provoca la alimentación y tener un factor de riesgo de caries menos.

¿Necesito algo más?

Sí, mucha paciencia y amor.

TÉCNICAS DE CEPILLADO SEGÚN SU EDAD

De 0 a 6 meses, es recomendable poner a tu bebé acostado, y limpiar su encía con una gasa estéril, en el caso de que ya exista 1 o 2 dientes, limpiarlos también con la gasa y después darle un cepillo para que se vaya acostumbrando a él.

De los 6 hasta los 18 meses aproximadamente, se recomienda acostar a tu bebe y usar el cepillo dental, en el caso de que ya no te permita esa posición, siéntalo a un lado del lavabo en donde el sienta comodidad y ahí realiza el cepillado. Es muy importante que él se sienta en un estado de comodidad, y así no se va a quejar y le agarrará el gusto.

De los 18 meses en adelante, lo recomendable es utilizar un banquito frente al lavabo, en el que el niño se sienta cómodo y su cabeza quede a la altura de tu brazo, deberás de ponerte detrás de él, y colocar su cabeza entre tu brazo y tu abdomen, teniendo el control total de su cabeza, y así poder lavarle los dientes, se escucha raro, pero la ventaja de esta técnica es que no estas moviendo de mas a tu hijo y así no se va aquejar, porque no siente esa brusquedad al hacer los movimientos del lavado de dientes.

La técnica es la misma siempre, debemos de lavarlos en dirección de la encía al diente, poner el cepillo ligeramente inclinado en la encía, y desde ahí bajarlo hasta que hayamos limpiado el diente, como si o estuvieras barriendo, los de arriba van de arriba abajo, y los de abajo van de abajo a arriba, las muelas en movimientos circulares, y NUNCA lavarlos de manera horizontal.

Una muy buena herramienta para que se familiaricen con el cepillado y el uso de hilo dental, es crear manualidades que les permitan a ellos hacer esos movimientos fuera de su boca, y así será mas agradable y divertido cuando sea el momento de realizarlo en ellos mismos. Hoy en día buscar esas manualidades en internet es muy fácil y ayuda mucho a involucrar la rutina como un juego divertido.

CEPILLO ELECTRICO, IRRIGADORES DE AGUA Y ENJUAGUE BUCAL

Hay demasiadas opiniones respecto al uso de un cepillo dental manual y un cepillo de dientes eléctrico; y ambos tienen sus ventajas y desventajas. Sin embargo, el cepillo de dientes manual siempre va a estar por encima del eléctrico ya que brinda todas las ventajas del contrario con un menor numero de desventajas. Pero de igual forma vamos a platicar de este tema, y más que una opinión, es una decisión que debe adaptarse a las necesidades de cada persona. A continuación evaluaremos las ventajas y desventajas de cada uno de ellos para que seas tú y tu dentista, quien tome la mejor decisión.

Ventajas del cepillo tradicional:

- Son más prácticos, ligeros y fáciles de usar a la hora del cepillado.
- Es indispensable su uso en niños menores de 3 años, ya que estimula su motricidad y destreza, los ayuda a tener confianza en si mismos, ya que lo pueden hacer ellos solos sin lastimarse y sin ayuda de un adulto.
- Son excelentes y necesarios para remover placa dentobateriana sin lastimar la encía.
- Se deben utilizar en tratamientos de ortodoncia, ya que sus cerdas pueden acceder fácilmente a los espacios entre los dientes, garantizando una excelente limpieza.

• Esta diseñado para que cada quien controle la velocidad y presión del cepillado, y así pueda tener mayor cuidado en zonas sensibles.

• La mayoría de estos cepillos tienen un limpiador de lengua, que esta diseñado específicamente para eliminar los residuos de la lengua y tener una mayor y mejor limpieza bucodental.

Desventajas del cepillo tradicional:

• Se debe de tener una técnica de cepillado adecuada, la cual te podrá proporcionar tu dentista.

• Se debe de escoger el tamaño correcto, ya que en ocasiones la cabeza es demasiado grande y se nos dificulta llegar a ciertas zonas.

• Se debe de comentar con el dentista que tipo de cerdas utilizar, porque las que son muy duras pueden llegar a lastimar la encía y no remover todos los residuos de nuestra boca. En niños la mejor opción siempre va a ser un cepillo suave, y para un adulto puede variar entre suave y mediano, raramente será duro el indicado.

Ventajas del cepillo eléctrico:

• Su cabeza giratoria ayuda de manera mas eficaz a limpiar los dientes previniendo la formación de sarro.

• El mango es alargado y flaco, y la cabeza pequeña, lo que permite llegar a la parte de atrás de los dientes con mayor facilidad.

• No se necesita demasiada precisión ni fuerza, solo colocarlos en la posición correcta, y la cabeza giratoria hará todo el trabajo.

• Son muy eficaces para eliminar la placa dentobacteriana.

• Es muy atractivo para los niños, y eso beneficia a los padres y cuidadores a convencerlos y crear el habito de lavado de dientes.

• No se necesita comprar un cepillo nuevo cuando las cerdas estén desgastadas; solo se compra una cabeza de repuesto.

Desventajas del cepillo eléctrico:

• Puede causar demasiada sensibilidad en los dientes debido al sistema giratorio que es mas agresivo con la limpieza.

• Se debe de ir con el dentista a que les explique la manera correcta de su uso para prevenir la sensibilidad y obtener los resultados mas favorables.

• La duración de las cerdas es la misma que a los cepillos tradicionales, se deben de cambiar cuando estén desgastadas y eso ocurre al mismo tiempo.

• Estos cepillos funcionan por medio de baterías y se debe recargar constantemente para evitar que no funcione cuando sea la hora del cepillado.

• El cepillado sin encender el cepillo no es lo mas recomendable, ya que las cerdas están acomodadas de una forma funcional para el sistema giratorio.

• No se recomienda que pacientes con tratamiento de

"brackets" u ortodoncia los utilicen, ya que el cepillo podría desprender alguno de los brackets debido a sus pulsaciones y vibraciones, retrasando el tratamiento ortodóntico.

- Son más difíciles de trasportar ya que ocupan mucho espacio.

En conclusión lo que importa es la constancia y la buena técnica de cepillado, debemos tomar en cuenta que ante una posible técnica de cepillado deficiente, los cepillos eléctricos, irrigadores de agua, enjuagues bucales y hasta la pasta de dientes, solo son ayudantes en nuestra limpieza bucal, y el que debe de hacer el mayor trabajo es el cepillo tradicional (manual).

En ocasiones especificas, receto a mis pacientes a lavarse los dientes con pasta de dientes solo por la mañana, y en la tarde y noche hacerlo con pura agua y el cepillo manual, seguro creen que estoy loca, pero aquí les explico la razón:

Muchas veces los niños y a veces hasta los adultos, al sentir la frescura de la pasta dental creen que el cepillado ya es un éxito, cuando solo les dejo un buen aliento por un corto periodo de tiempo, porque las bacterias y restos de comida siguen alojados en la boca.

En cambio si realizan el cepillado con pura agua por las noches, pondrán mas énfasis en llegar a las zonas mas difíciles, y limpiar de mejor manera toda la boca; y por la mañana realizar el cepillado normal con pasta y fortalecer con flúor los dientes. De esta manera creamos una buena técnica de cepillado inconsciente, que después de un tiempo podrán lograr con la pasta de dientes.

HILO DENTAL

Muchos padres creen que los niños no deben de usar hilo dental, pero están equivocados.

En lo personal, me gusta recomendar a mis pacientes, los hilos dentales que vienen en un instrumento plástico que generalmente son conocidos como palillos dentales con hilo, a diferencia con los que yo recomiendo, no tienen la punta que los pueda lastimar, solo el hilo dental en un pequeño arco. Comercialmente los puedes encontrar bajo el nombre de "hilo dental infantil o en ingles como kids flossers".

Los recomiendo debido a la destreza y motricidad que tiene un niño menor a 8 años, para ellos no va a ser posible llevar con éxito esta practica si le das 30 cm de hilo dental común, y puede que lejos de hacer un beneficio, se acaben lastimando.

Los niños menores a 8 años, deben usar el hilo dental 3 veces por semana, a reserva de haber comido palomitas, carne deshebrada, o cualquier otro alimento que sea propenso a quedarse entre los dientes, los niños mayores a 8 años deberán comenzar hacerlo diario, esto con el fin de crear un habito en nuestros hijos y que en un futuro no sea un problema utilizarlo, y en vez de hacerlo molestos, lo van a hacer con gusto y por necesidad, así como se lavan los dientes.

En ocasiones los niños tienen espacios entre sus dientes y es normal, ahí no debemos de pasar el hilo porque sino lastimaríamos la encía, solo en los dientes que si están juntos o con opción a que se quede atorado algo.

FLUOR

¿Por qué debemos utilizar pasta de dientes con flúor y cual es la adecuada?

"La caries dental es una de las enfermedades más comunes en la población infantil de México, diversos estudios muestran que aproximadamente 7 de cada 10 preescolares padecen caries dental, sin embargo existen variaciones al interior del país, esto debido a la interacción de las determinantes sociales y biológicas de cada región." Resultados del sistema de vigilancia epidemiológica de patologías bucales (SIVEPAB) 2015.

En Mexico la gran parte del agua potable contiene flúor que ayuda en el proceso de formación de los dientes (los hace más fuertes), la sal también contiene flour, (Porcentaje de muestras que cumplen con los niveles de flúor que marca la norma Modificación de NOM-040-SSA1-1993 (200-250mg/kg).

Por otra parte tenemos el Flúor que nos aplicamos directamente en los dientes, como las pastas de dientes que ayudan combatir las caries que se están formando y las aplicaciones de flúor en el consultorio dental.

A los niños les decimos que el flúor son soldados que luchan en contra de la caries y con mucha razón, ya que ayuda a prevenir la caries y hacer los dientes mas resistentes a los ácidos.

La pregunta mas común entre las mamás es ¿qué pasta es la mejor para mis hijos? ¿con o sin fluor? ¿qué cantidad tiene que tener el cepillo? Es normal que tengan esas preguntas, y aquí vamos a resolverlas.

Así es como funciona el flúor: La boca contiene bacterias que se alimentan de lo que consumimos. Cuando nos alimentamos, se produce un ácido que puede desgastar el diente y eso puede generar caries. El flúor protege los dientes al hacerlos más fuertes y resistentes al ácido. Esto no solo reduce el riesgo de desarrollar caries, sino que también puede ayudar a revertir los signos tempranos del deterioro. Gracias a su éxito en la prevención de caries, en el siglo XX, el flúor del agua se eligió como uno de los principales logros de la salud pública.

¿Qué cantidad de flúor debe contener la pasta?

-De 1.100 a 1.500ppm (idealmente en bebés).

¿Qué cantidad de pasta?

-Bebés (desde que aparece el primer diente) a niños de 2 años: medio grano de arroz crudo.

-Niños de 3 a 4 años: 1 Grano de arroz crudo.

-Niños de 4 a 6 años: El tamaño de un grano de elote.

-Niños mayores a 6 años: El tamaño de un chícharo.

Lo ideal es no mojar el cepillo cuando ya tiene la pasta, porque en muchas ocasiones las pastas pierden parte de su funcionalidad al estar humedecidas de mas, pero lo que puedes hacer, es mojar el cepillo antes y da la misma sensación.

¿Cuántas veces al día deben utilizarla?

-Después de cada alimento.

¿Quién debe realizar el cepillado?

-Siempre debe hacerlo un adulto, hasta que el niño tenga una buena habilidad motora (8 años aproximadamente).

Ahora, un punto importante es el cepillado de dientes; Cuando realizamos un cepillado por todas las superficies del diente, estamos eliminando los restos de alimentos que son la causa de que las bacterias generen las caries. Sin restos de alimentos, principalmente ricos en azúcares, la caries no se genera!.

¿Cómo obtengo el flúor?

-Hay dos maneras de adquirirlo, una es de manera sistémica, que es cuando llega a nuestro sistema por algún producto, ya sea la sal, agua, etc. Y la otra es de manera tópica, que es cuando lo absorbes por medio de la pasta de dientes o de la aplicación en el consultorio.

Tercera Parte

"Conociendo al peligroso enemigo de los dientes..."

LA VERDADERA HISTORIA DE LA CARIES DENTAL

¿Qué debemos saber de la Caries Dental?
La palabra siempre es CARIES sea 1 o varias lesiones, no existe la palabra "carie".

Es un proceso dinámico, que ocurre en la superficie del diente con la interacción del tiempo que lleva el biofilm (placa dental) y el diente.

Se produce una pérdida de minerales del diente, que se observa inicialmente como una zona de color blanco. Que a medida que pasa el tiempo y no es tratada, aumenta esta desmineralización, manifestándose rápidamente como una cavidad (hoyito en el diente) color café.

La presencia de caries en las etapas tempranas de la vida no sólo indica futuros problemas dentales, también afectan negativamente el crecimiento y el desarrollo cognitivo al interferir con la alimentación, el sueño y la concentración en la escuela.

FACTORES PROTECTORES: Ayudan a evitar que se produzcan las caries y/o que éstas progresen.

1. Buena higiene (eliminación completa de restos de alimentos): Cepillado e Hilo Dental.

2. Alimentación Saludable: baja en azúcares principalmente y a sus horas.

3. Aplicaciones de Flúor, mas adelante hablaremos a fondo de este mineral

4. Controles Odontológicos dos veces al año.

FACTORES DE RIESGO: Estos favorecen la aparición de caries.

1. Mala Higiene; a veces cepillamos los dientes pero la técnica que utilizamos no es la adecuada.

2. Alimentación rica en azúcares o alimentos que generan ácidos en la boca.

3. Poca educación en salud oral.

Los dientes de leche poseen inervación (nervios), por lo que sí pueden llegar a doler y mucho cuando el proceso de caries avanza. La infección puede llegar al punto que tengamos que llevar al pequeño con el especialista a que le realice el procedimiento adecuado. Las caries no se quitan solas, sin tratamiento no se detienen ni desaparecen; por lo que si vemos algo sospechoso lo ideal es una consulta con el dentista para determinar si estamos frente a una caries.

¿Cómo se tratan? El tratamiento depende mucho del comportamiento del pequeño, de los factores de riesgo asociados y del avance de la caries.

Puede ir desde una aplicación de barniz de flúor, un sellador de fosetas y fisuras, una restauración temporal, una restauración definitiva, un tratamiento de endodoncia (pulpo o pulpectomía) o en el ultimo de los casos la exodoncia (sacar el diente). Mas adelante vamos a explicar que es cada uno de estos tratamientos para que conozcas sus ventajas y desventajas.

RECUERDA: Siempre estamos susceptibles a generar lesiones de caries (NADIE nace con caries), si aumentamos los factores protectores estaremos controlando el proceso y evitando la aparición de caries.

TIPO DE ALIMENTACIÓN SALUDABLE NO CARIOGÉNICA

Acostumbra a tu bebé a tomar agua desde que el pediatra te lo permita. Siempre será mejor que se acostumbre al agua pura desde pequeño. Desde aproximadamente los 6 meses se recomienda incorporar tazas de asas grandes para estimular la motricidad y propiocepción, con pequeñas cantidades de líquido porque aún no tiene un buen manejo de líquidos.

Cuando tu bebé comienza a comer solo, debes darle las comidas en el horario indicado y evitar colaciones (pedazos de pan , galletas, masas, etc.), eso sólo provocará que no tenga hambre cuando llegue la hora de la comida y además le estará generando una acidez en la boca que puede ayudar en el proceso de caries, ya que el acido que genera el cuerpo, descalcifica la primer capa protectora de los dientes, haciéndolos mas susceptibles a desarrollar caries.

Ten paciencia para que tu bebé acepte las comidas, recuerda que son sabores y texturas nuevas, además que debe ir desarrollando su deglución a una adulta porque él o ella estaba acostumbrado a succionar solamente. En primera instancia utilizar cucharas planas y blandas para que reconozca este utensilio, luego entre los 7-9 meses cambiar a una más cóncava e incluso de metal, para que estimule la motricidad labial al tener que ejercitarlo para atrapar su alimento.

La técnica de alimentación llamada Baby Led Weaning (BLW), la recomiendo mucho debido a su método de alimentación. Es una ventaja para el desarrollo dental ya que se involucran los músculos de la masticación desde pequeños, estimulándolos de una mejor manera y ayudándolos a una mejor función para cuando comiencen a hablar gracias al desarrollo de los músculos faciales que se requieren para la masticación; a diferencia de las papillas en las que no se requiere demasiado esfuerzo por parte del bebé para deglutir la comida.

ALIMENTACIÓN SALUDABLE COMO FACTOR PROTECTOR DE LA CARIES DENTAL.

¿Sabías que en países como Dinamarca, los índices de caries en niños son bajos en comparación a muchos países del mundo? Eso es gracias a que su mayor enfoque en salud oral es la educación en comida saludable e higiene.

Sabemos que una alimentación saludable libre en azúcares ayuda a proteger tus dientes; pero comer sano no te libera de las caries, solo nos ayuda a prevenir a que salgan mas rápido, ya que la diferencia es que comer azucares tiene un índice cariogénico alto, y comer sano tiene uno bajo, por lo tanto comienza con buenos hábitos de higiene y alimentación.

Los niños necesitan tres comidas regulares más uno o dos snacks. Planifica el horario de las colaciones de tal forma que no queden demasiado cerca de los horarios de las comidas principales.

Escoge bocadillos saludables, de baja cantidad de azúcar, son mejor las grasas buenas (como cacahuates, nueces, semillas, etc.) evita las barras de cereal o galletas, aunque sean hechos en casa, por que esos alimentos se quedan atrapados en las muelas y es mas propenso a generar caries, en cambio si les das una fruta o una verdura el riesgo es menor. En el caso de darle alguna galleta o alimento que se quede en sus muelas, recuerda lavarle los dientes acabando, y si sabes que no vas a tener un cepillo de dientes cerca o te será imposible cepillarlo, intenta darle una fruta o verdura, aparte eso será siempre lo mas saludable, y en caso de no tener cepillo y la única opción es la galleta, procura que se enjuague varias veces con agua para disminuir la cantidad de alimento retenido en sus muelitas.

Algunos tips para hacer la comida más amena para nuestros hijos:

Los niños prefieren comidas más coloridas en sus platos (hasta 6 colores, los adultos preferimos hasta 3).

Ideal poner variedades de alimentos en un mismo plato, casi como una degustación de ellos; Así podemos introducir alimentos nuevos poco a poco.

A los pequeños les gustan más los platos que no se ven muy llenos que los que están desbordantes de alimentos.

Si tenemos tiempo podemos hacer comidas llamativas, con formas y figuras.

Enseña buenos hábitos alimenticios con el ejemplo y disfruta las comidas con tus hijos. Ellos aprenderán de ti cómo y qué comer. Tus hábitos alimenticios saludables harán que tú también seas más saludable.

HABITOS POSITIVOS EN LOS NIÑOS

Los hábitos son rutinas que se adquieren por conductas repetidas en el tiempo. Los niños no nacen con ellos, los padres somos los responsables enseñarlos. Estos permiten otorgar seguridad y organización a los niños.

De los hábitos básicos que debemos fomentar en niños pequeños, son:

- Hábitos de Higiene: Lavarse las manos antes de comer y después de ir al baño, cepillado después de las comidas, entre otros.
- Hábitos de Alimentación: Establecer horarios, tipos y cantidades de las comidas.
- Hábitos de Sueño: Horarios y rituales previos a dormir. Debemos procurar un ambiente tranquilo antes de conciliar el sueño, una recomendación para disminuir el Bruxismo en los pequeños es realizar una "Higiene de Sueño", evitar el uso de pantallas (tablet, tv, celulares, etc.) un par de horas antes de la hora del sueño, un baño tibio, escuchar música de relajación y leer un cuento antes de dormir.

Muchas veces creemos en una frase que en lo personal, hace que se me revuelva el estómago; "Como son niños, no se van a acordar cuando sean grandes"... es una de las peores mentiras, porque lo mejor que le podemos dejar a nuestros hijos son buenos hábitos. Son los que se van a quedar con ellos toda la vida, si nosotros hacemos de nuestro hijo una persona que sepa que hay rutinas, y que hay cosas que no son negociables, inconscientemente estamos forjándoles un carácter de paciencia y tolerancia, si nuestro hijo no conoce de limites, entonces ante cualquier frustración que se le presente se va a desmoronar. Pero bueno, regresando a la parte odontológica, vamos a hablar de la importancia de esos tres hábitos.

Los hábitos de higiene son esenciales, desde lavarse las manos, hasta la parte dental. Recuerden que los niños siempre se llevan las manos a la boca, sin saber si están sucias o limpias, y lavándole las manos frecuentemente va a evitar contagios de hongos, aftas, entre otras.

Algo muy importante es entender la razón de porque lavarnos los dientes después de comer, seguramente alguna vez de la vida han escuchado algo llamado "bolo alimenticio", bueno eso es a lo que le llamamos cuando masticamos la comida y esta en proceso de deglución, pero para que eso sea posible, nuestro cuerpo tiene que ayudar, y lo hace mediante la saliva, ya que cambia su pH volviéndola mas acida, y así poder comer sin atragantarnos con cada bocado.

La única desventaja es que acabando de comer, nuestra saliva mantiene ese pH ácido durante al menos 90 minutos, estamos diciendo que si una persona acabo de comer a las 3 en punto de la tarde, su saliva sigue siendo acida hasta las 4:30 como mínimo… sin contar el problema nocturno, porque cuando nos dormimos, todo nuestro sistema se vuelve mas lento, nuestro pulso, nuestra presión etc., entonces si cenamos y no realizamos un lavado de dientes, nuestra saliva se queda acida por aproximadamente 4 horas...

Y como nuestros dientes son el primer contacto de la sali-va, los desmineraliza cada vez mas, provocando caries.

Regresar a nuestra saliva a un pH neutro sucede lavándonos los dientes justo después de comer, no antes de dormir, no antes del desayuno, el menor tiempo posible entre el ultimo alimento y el cepillado, de esta forma, al escupir la saliva acida, se produce una nueva con el pH neutro.

Hoy en día, sabemos que es mejor comer 5 veces al día, pero nos quedamos estancados en lavarnos los dientes solo tres... y después de la explicación que acabamos de leer, entenderán que si comen 3, 4 o 5 veces al día, cada una merece su lavado correspondiente. Pero a pesar de ser dentista, también soy realista, y se que en la escuela o en el recreo, es prácticamente imposible que el niño saque su cepillo después de comer para hacer su cepillado, pero hay que aprovechar lo que esta en nuestras manos que son al menos las 3 comidas fuertes, y decirle a nuestros niños que después de comer realicen buches con agua para hacer un recambio de saliva y tener un factor de riesgo menos.

En la rutina, una pieza fundamental es el sueño, como ustedes ya sabrán, mientras sus pequeños están dormidos se libera la hormona del crecimiento, y el cumplimiento de las horas de sueño en tu hijo influye en un 50 porciento en su desarrollo, permitiéndoles también evitar problemas de ansiedad o estrés debido a cansancio, y cuando en el cuerpo hay niveles de cortisol elevados (la hormona del estrés), hay un desequilibrio en muchas partes del cuerpo y uno de ellos es la boca, causando boca seca, aftas, entre otras.

MEDICAMENTOS Y CARIES

Muchos medicamentos, tanto los recetados por el médico como los que compras por tu cuenta, pueden afectar a la salud bucal.

La mayoría de las veces que debemos administrar algún medicamento a nuestros hijos, lo hacemos muy confiados, porque es algo que nos ayudará a aliviar o solucionar alguna enfermedad, ya que es lo que nos ha recetado el pediatra. Lo que no sabemos es que este medicamento puede ser un factor de riesgo para la aparición de caries en nuestros niños.

- Azúcar en Medicamentos:

Ya sean jarabes, gotas o suspensión, algunos de ellos contienen azúcar en su composición, generalmente es para hacerlos más agradables al gusto. El azúcar más riesgoso es la Sacarosa (favorito de las bacterias) y los más seguros el Sorbitol y Xilitol (las bacterias los prefieren mucho menos).

- Medicamentos de uso enenfermedade srespiratorias:

Dentro las enfermedades que pueden afectar a muchos niños de manera crónica, están el Asma y las Rinitis Alérgicas, y dentro de sus tratamientos podemos estar utilizando algunos inhaladores o medicamentos que generan disminución de la cantidad de saliva y pH ácido en la boca, además de contener o no azúcar; éstos constituyen un factor de riesgo para el desarrollo de caries.

¿Qué hacer frente a esto? Tomar medidas preventivas:

- Realizar el cepillado luego de dar el medicamento, si no es posible realizar el cepillado al menos enjuagar con agua.

- Efectuar siempre un enjuague con agua después de utili-zar el inhalador.

- Aumentar el consumo de agua, evitando dar bebidas azu-caradas.

-Nunca suspender el uso o ingesta del medicamento sin indicación de su pediatra o médico especialista.

-Si tomamos las medidas preventivas necesarias, la caries no se va a producir.

¡Siempre es mejor prevenir!

CUMPLEAÑOS, CARAMELOS Y CARIES

El gran problema de los dulces y galletas de los cumpleaños, a diferencia de otros alimentos, es que estos tienen una característica que se llama "adhesividad" que es la capacidad de quedarse pegados en la superficie del diente.

A pesar de removerlos después de un rato con la lengua y luego con el cepillo, pequeños rastros de estos caramelos quedan pegados en las fosetas y fisuras que por naturaleza las muelas tienen.

Al dejar estos restos de dulces, hacen que las bacterias causantes de caries comiencen a desmineralizar la superficie del esmalte del diente, provocando en el tiempo la formación de lesiones de caries y luego cavidades muy grandes y dolorosas.

Los dientes de leche tienen un esmalte (la primer capa del diente) de menor grosor que los dientes definitivos, lo que genera que el proceso de caries avance rápidamente, llegando incluso a la pulpa (corazón del diente) en un periodo corto de tiempo y teniendo que llegar a hacer tratamientos de endodoncia en estos dientes.

Estos caramelos al ser tan pegajosos, incluso pueden generar la pérdida o fractura de los selladores que posean los molares (previamente colocados por el dentista). Y al fracturarse pueden entrar las bacterias y hacer una caries que a simple vista no se nota hasta que el niño esta en un grito de dolor.

La Dra. Ana Paula FerrazDougherty, dentista de la ADA dice: "No pasa nada si comes dulces en Halloween haciendo una excepción, siempre que te cepilles tres veces al día y uses hilo dental a diario durante todo el año".

Siempre vamos a tener una ocasión especial en la que no le vamos a poder decir que "no" a nuestros hijos, aunque esa ocasión especial no tiene que ser tan seguido.

Y para esas ocasiones "especiales" te voy a dar unas recomendaciones en cuanto a que dulces preferir.

El chocolate es probablemente tu mejor opción, porque se limpia de los dientes con más facilidad que otros dulces, si puedes, escoge el chocolate obscuro ya que tiene menos azúcar que el chocolate con leche.

Piénsalo dos veces si es pegajoso. Estos son algunos de los peores dulces para los dientes. Es más complicado de limpiar y podría quedarse más tiempo pegado, lo que le da a las bacterias causantes de la caries la oportunidad de entrar en acción.

A los caramelos también hay que tenerlos vigilados, ya que podrían romperle un diente, una muela, algún sellador, o una resina si es que no tiene cuidado al morderlo, además esta clase de dulces están en la boca más tiempo, entonces el azúcar se queda en la saliva y pasa por todos los dientes por un tiempo realmente indefinido.

Los dulces que hacen fruncir el ceño, especialmente si son muy ácidos, pegajosos y están bañados en azúcar tienen demasiadas desventajas. A veces pueden llegar a ser muy ácidos y esa acidez puede debilitar y dañar la capa dura exterior de los dientes, haciéndolos más vulnerables a la caries y sumándole que se quedan pegados y también tienen azúcar, pues es el ambiente perfecto para la caries.

Las palomitas de maíz, son una buena opción, pero te recomiendo tener hilo dental a la mano y acostumbrar a tus hijos a no tener nada entre sus dientes; es la mejor técnica para inculcar el habito del hilo dental en nuestros hijos, porque justo con las palomitas se puede percibir muy fácil el placer de remover algo que esta entre los dientes.

Un tip que recomiendo mucho, es hacer la selección de los dulces de nuestros hijos y que ellos siempre tengan a la vista la selección que hayamos decidido dejar (sin que sepan que hemos quitado algunos), porque si los tienen cerca no va a ser un impulso de ansiedad cuando vean una piñata ó quieran comerse todos los dulces de su bolsita. Y de esa forma podemos poner los limites nosotros, por ejemplo, diciendo que solo ciertos días de la semana y en ciertas ocasiones pueden abrir el cajón, etc.

Es muy importante eliminar de su colección todos los chiclosos, caramelos macizos y cosas que se queden pegadas en el diente, lo demás se quita fácil con un cepillado.

Recuerda que "Los hábitos alimenticios de los hijos, dependen de los hábitos de los padres".

SELLADORES DE FOSETAS Y FISURAS

Muchas veces nuestro dentista nos indica que a nuestro hijo debemos ponerle selladores para proteger al diente de las caries, pero ¿Qué es? ¿Vale la pena?

Qué es un sellador?

Corresponden a un material de consistencia fluida que se endurece después de aplicarlo y que se coloca principalmente en los dientes que tienen surcos relativamente profundos (los huecos que tienen las muelas), en donde la placa bacteriana (restos de alimentos) se quedan atrapados y el cepillo no es capaz de removerlo.

¿A qué edad se indican?

No hay una edad especifica para su aplicación, depende de cada niño, y cada diente, no porque al hermanito mayor le colocaron 2 selladores, al hermano menor también. Se hace un estudio integral y ahí se decide si es necesario colocar alguno o no.

Selladores Terapéuticos:

A veces existen dientes que tiene caries muy pequeñas, en donde a penas se esta iniciando el proceso de caries, en estos casos, el mejor tratamiento seria poner un sellador. (esa decisión la tomara el dentista).

La efectividad de los selladores depende principalmente de su permanencia en la superficie del diente. Existen estudios que han reportado que a los 5 años entre un 70% a 85% de los selladores aún permanece en los dientes luego de su aplicación. Esta tasa de retención se ve influenciada por múltiples factores, cómo el tipo de diente (temporal o definitivo) su ubicación dentro de la boca, y factores externos que puedan dañar o fracturar el sellador, es por eso que en lo personal, yo no coloco selladores a todos mis pacientes a menos que realmente los necesiten, porque puede ser un arma de doble filo, que al intentar prevenir una caries, se fracture después de cierto tiempo el sellador y por ahí se meta alimento y bacterias, quedándose alojadas entre el diente y el sellador, generando una caries que nadie va a notar hasta que el niño tenga alguna molestia.

PULPOTOMÍA Y PULPECTOMÍA
(Endodoncia en niños)

Una diferencia entre los dientes de leche y los definitivos es el grosor de estructura que cubre al nervio, en los de leche es mas delgado y por ese motivo es mas fácil para las caries llegar al nervio, y también existe la posibilidad que la raíz o raíces de ese diente aun no hayan acabado de desarrollarse completamente cuando las bacterias estén en contacto con la pulpa (lugar donde se encuentra el nervio, una arteria y una vena); es por eso que una endodoncia es distinta entre adultos y niños.

Existen 2 maneras distintas de tratar estos casos.

La primera se llama Pulpotomía, y es cuando la caries ha llegado al nervio, esto consiste en hacer remoción de la pulpa que está en el interior de la corona dental (la parte del diente que nosotros vemos), pero sin tocar la de las raíces. Pero si la caries ha afectado a la parte de las raíces, tenemos que eliminar todo el tejido por completo, y a eso le llamamos Pulpectomía.

Estos procedimientos se hacen en el consultorio dental, aplicando solo anestesia local, aunque también es importante aclarar que pueden existir ciertas variaciones dependiendo de la edad y manejo del paciente en el consultorio para determinar cuantas citas se van a requerir para concluir con el tratamiento.

GOMA DE MASCAR (CHICLE)

Abusar del chicle no es saludable, lo cual no quiere decir que esté prohibido, a menos que tu hijo no sepa masticar o corra el riesgo de tragarse el chicle (incluso cuando creamos que ya están preparados, posiblemente se lo traguen en alguna ocasión). Lo mejor es esperar a partir de los tres o cuatro años, y supervisar cómo mastican chicle las primeras veces.

Pero, ¿qué tiene de malo la goma de mascar?

El chicle por sí mismo no es dañino, lo que puede hacer daño, en los dientes, en el estómago y el cuerpo en general, es el abuso de este producto. Aquí les doy algunas desventajas del chicle:

- El problema inicia en la masticación, ya que al ser prolongada, y con la misma consistencia durante todo el tiempo, puede lastimar la articulación temporomandibular, que viene siendo lo que permite que mastiquemos. No es lo mismo masticar durante el mismo tiempo comida de distintas texturas y consistencias ya que la fuerza que se ejerce es variada, en cambio con el chicle es lo mismo siempre, y ese movimiento repetitivo puede causar lesiones en la articulación.
- El tema de las caries también está relacionado con el consumo de chicle. El reciduo del azúcar que se queda en la boca puede alimentar a las bacterias y favorecer la aparición de caries.

• Aumento de peso, ya que consumir edulcorantes en exceso contribuye a este factor, debido a que se incrementan los niveles de azúcar en sangre, lo cual podría dejar como consecuencia triglicéridos altos o diabetes en algunos casos.

• Los colorantes no son recomendados en los niños y menos con predisposición a alergias, y entre mas los evitemos, mejor.

• Disminución del apetito, ya que al masticarlo se activan los movimientos estomacales y se producen los jugos gástricos y salivación excesiva, lo cuál hace que el cuerpo este engañado, porque se preparan para recibir un alimento que nunca llegará.

• La AAPD (Asociación Americana de Odontología Pediátrica) no recomienda dar chicles a menores de 4 años por riesgo a atragantamiento.

Y como todo en la vida tiene un lado bueno y uno malo, pues ahora hablaremos de las ventajas:

• Los chicles sin azúcar son una buena opción ya que mantienen la boca sana por la simple acción de masticar, ya que se estimula la producción de saliva lubricando los dientes y la cavidad bucal.

• También tomemos en cuenta que al masticarlo, puede retirar de las superficies restos de comida y así dejar los dientes mas limpios.

• Si van a consumirlo, les recomiendo que vean en los ingredientes que contenga: Recaldent y Xilitol.

El Recaldent ayuda a la remineralización de los dientes y les da protección contra los ataques ácidos que se dan con el consumo de carbohidratos fermentables y/o alimentos con azúcar.

El Xilitol actúa a nivel bacteriano, ya que "destruye" a la bacteria cuando esta trata de ingerir al xilitol para metabolizarlo.

La frase "si te tragas el chicle se va a quedar pegado para siempre en tu estómago", solo es un mito, en la mayoría de las veces atraviesa el tracto digestivo sin problemas. A pesar de que el estómago no puede descomponer el chicle de la misma forma que lo hace con los alimentos, esté va a pasar a los intestinos de manera normal y seguir su curso en la digestión. Aunque en algunos casos, tragar muchos chicles en un corto periodo de tiempo puede bloquear el tracto digestivo; existen algunos casos muy raros de obstrucción debido a la acumulación de chicle, pero no estamos exentos de nada, por eso es muy importante vigilar a nuestros hijos siempre.

Es muy importante recalcar que masticar chicle NUNCA sustituirá el cepillado dental, y si se va a consumir tiene que ser estrictamente sin azúcar, para que así se puedan obtener los beneficios. Recuerden que todo en exceso es malo y si le van a dar a su pequeño un chicle, siempre tiene que ser con supervision.

Cuarta Parte

“Ya están creciendo, y los dientes también…”

ERUPCIÓN DE LOS DIENTES TEMPORALES, QUÉ DEBO ESPERAR?

Cuantas veces nos cuentan lo que significa la erupción del primer diente de nuestro bebé, y cuantas veces escuchas lo diferentes que han sido las situaciones para cada mamá, y que cada hijo es distinto. Pues eso es algo que tenemos que tener siempre en cuenta, porque si queremos esperar que nos pase lo mismo que a mi amiga, o que evitemos lo que le paso a otra amiga, estamos en un gran problema, porque cada ser tiene lo suyo.

Los dientes de leche empiezan a salir desde los 6 meses y terminan de brotar todos aproximadamente a los 3 años. Pero esta norma tiene excepciones que entran dentro de la normalidad: hay niños que al año aún no tienen ningún diente y otros a los que les salen muy pronto. Esto no significa que los primeros estén enfermos y los segundos sanísimos. La fecha de erupción dental no tiene que ver con la salud, sino con la genética: si a tu pareja o a ti les tarda-ron en salir los dientes, a tu hijo también le saldrán tarde. Y si les salieron pronto, él también tendrá una dentición precoz.

Llantos, salivación excesiva, irritabilidad, fiebre, diarrea, etc. Son algunos ejemplos de lo que escuchas o escucharás al sacar este tema, pero no todos son reales, es decir, si son reales pero pueden estar relacionados a diferentes afecciones, y en este capítulo te voy a ayudar a diferenciarlas.

La manera que tienen los bebés de expresarse es llorando, si tienen hambre, sueño, dolor, o algún tipo de frustración, lo expresan de esa manera. Entonces ¿como podemos pretender que ante una situación nueva para ellos y que no tienen la capacidad cognitiva de entender, no expresen sus sentimientos? Es por eso que lloran, y por mas juguetes, o distracciones que les des, van a seguir llorando, y es completamente normal.

La salivación excesiva es debido a las glándulas salivales, en ese momento están madurando y puede que no sepan tragar aun, o simplemente sea una sobreestiulacion, con esto me refiero a que con su lengua tocan el pico del diente que esta saliendo, y eso provoca que saliven de más, pero al finalizar su desarrollo o cuando se acostumbren al agente externo regresará a la normalidad.

Irritabilidad; muchas mamás me han llegado a decir que su hijo esta "irreconocible", que antes no era enojón, que no lloraba y que no se ponía de mal humor por nada del mundo, y que los dientes estaban cambiando su carácter. Bueno, por eso no se mortifiquen, así como los adultos se acostumbran a las situaciónes de la vida, los bebés también, puede que en las primeras erupciones de sus dientes este irritable e intolerante, pero te aseguro que eso se va a pasar, no tienes que preocuparte por eso, sólo tenerle calma y paciencia.

Un signo que es muy común, es la rozadura del pañal en esta época, es porque la orina cambia su composición por influencia de la saliva, volviéndose más agresiva para su piel. Para prevenirlas, cámbiale el pañal en cuanto lo moje y utiliza alguna pomada que contenga oxido de zinc y sea hipoalergénica.

Y llegamos al tema que ha sido motivo de mas discrepancias entre médicos y dentistas durante mucho tiempo, la fiebre y la diarrea. Puede ocurrir que al tragar más saliva, el bebé evacue de manera menos consistente, pero esto no significa que la dentición vaya a causarle diarrea. Si tiene diarrea, hay que consultar al pediatra, igual que si tiene fiebre, porque es cierto que la erupción dental puede pro-ducir febrícula (hasta 37,5 ºC), pero no fiebre alta. También el cambio en su alimentación debido al malestar, puede influir en estos dos aspectos.

¿Qué le puedo dar para disminuir sus molestias?

En lo personal, no me gusta medicar a mis pacientes du-rante este proceso natural y fisiológico, aunque se que en ocasiones para las mamás es necesario. Pero les voy a brindar unos cuantos consejos alternativos que las ayudarán en esta etapa, mencionando antes las contraindicaciones que tienen los remedios médicos comúnmente conocidos.

Lo mas común, es usar anestésico local (benzocaína o lidocaína)… comúnmente conocido como "Anbesol, Baby Orajel, Cepacol, Chloraseptic, Hurricaine, Orabase, Orajel, entre otros". Estos medicamentos funcionan, y funcionan muy bien, pero su mal uso, o uso exagerado puede tener algunos efectos secundarios, ya que no existe un verdadero control de la ingesta del anestésico por parte del infante. Por eso te recomiendo no usarlos, y en caso de ser necesario, hacerlo con mucho cuidado, no poner producto de más, solo el necesario, y aplicándolo directamente en la zona, intentando no tocar nada más, sobretodo la lengua y el paladar.

La benzocaína se ha asociado con una condición poco frecuente pero grave, llamada metahemoglobinemia, un trastorno en el que la cantidad de oxígeno transportado por el torrente sanguíneo se reduce se en gran medida.

Debido a esta asociación, la Administración de Drogas y Alimentos (FDA) recomienda que los padres y cuidadores no usen productos con benzocaína para los niños menores de 2 años, excepto bajo el consejo y la supervisión de un profesional de la salud.

Los síntomas de la metahemoglobinemia pueden ocurrir de minutos a horas después de la aplicación, estos pueden ser: piel de labios y uñas pálida, color gris o azul, falta de aliento, fatiga, confusión, dolor de cabeza, mareo, aceleración del ritmo cardíaco. Si sospechas que tu hijo está sufriendo de metahemoglobinemia, llévalo a la sala de emergencias inmediatamente.

En cuanto a los analgésicos; Como la erupción no está asociada a fiebre ni dolor (porque es un proceso natural y fisiológico, no es una enfermedad), no es recomendable la medicación de tu bebé (no dar Paracetamol ni Ibuprofeno), es ideal que durante el primer año sólo utilicemos medicamentos cuando sea una patología que realmente lo requiera, y en el caso de que realmente lo requieran debido a la fiebre (que puede ser relacionada a otros factores), o a la diarrea, consulta con tu pediatra antes de darle cualquier medicamento, ya sea homeopatía o un analgésico, porque en muchos casos creemos que por ser natural, podemos darlo siempre, pero en ocasiones hay choques con otras sustancias o efectos secundarios no esperados.

Respecto al collar de ámbar, las propiedades antiinflamatorias y terapéuticas son reconocidas por la medicina alopática como un analgésico natural, que puede ayudar a aliviar muchas condiciones dolorosas, como los dolores causados por el crecimiento de los dientes de los bebes ya que contiene un compuesto que actúa como analgésico (ácido succínico) pero es muy importante recordar que existe un riesgo de asfixia, ya sea por la ingesta de alguna partícula del collar después de su ruptura (aunque estén amarradas con la intención de no zafarse), o por estar apretado en el cuello.

Las mordederas son lo más recomendable; Es ideal el uso de mordedores de silicona, que pueden enfriarse y lavarse. También se indica el uso de fruta en trozos grandes y fría (siempre con supervisión directa) e incluso paletitas de leche materna (si esta lactando), o de alguna fruta o agua natural.

Lo mas recomendable es el CEPILLO DENTAL, porque ante la necesidad de rascarse y aliviar los síntomas, van a llevarse cualquier cosa a la boca, ¿y que mejor que algo que van a usar toda la vida?, me encanta que desde pequeños se familiaricen con su textura, con su funcionamiento, y que en un futuro lo vean como algo agradable que han usado antes, y no como algo nuevo y dudoso.

Masajes en Encías: También es útil el masajear las encías con un dedal de silicona o con gasa, ambos puedes enfriarse por unos minutos para generar mayor alivio.

Por lo tanto...

Durante este proceso que a veces puede ser molesto, te invitamos (junto con las cosas heladas o juguetes de goma para morder, o el cepillo dental) que acompañes con mucho cariño a tu hijo en etapas que son parte de nuestra naturaleza humana.

DENTICIÓN TEMPORAL

Muchas veces me ha tocado escuchar a algunos papás que llegan a consulta con sus pequeños, decir lo más catastrófico que un odontopediatra puede escuchar… "pero para que le vas a arreglar ese diente si es de leche, mejor hay que sacarlo y que el definitivo ya lo cuide bien".

Cuantas ideas equivocadas hay respecto a este tema.

Los dientes temporales tienen la misma importancia e incluso en ocasiones, más que los dientes definitivos, aquí les explico:

- Deben estar presentes porque son una pieza fundamental para el desarrollo adecuado de la maxila y mandíbula, y a su vez ser la guía de los dientes definitivos que aun no erupcionan.
- Los dientes de leche funcionan de forma similar a la relación que tiene el vientre de una mamá y el bebé, la madre en este caso sería el diente de leche y el bebé el diente permanente que aún no erupciona. El diente de leche le proporciona protección, nutrición y mantiene el espacio necesario en el hueso maxilar del diente permanente, funcionan como una sola unidad, donde cualquier daño que se produzca en el diente temporal afectará directamente al diente permanente. Por eso las caries profundas (que cuándo se mantienen en el tiempo provocan que las infecciones pasen a través del hueso bajo ellos) y golpes fuertes en los dientes de leche son nefastos

para el adecuado desarrollo de un diente permanente, pueden desde alterar el color del esmalte hasta producir problemas con el desarrollo de la raíz del mismo.

- Las extracciones prematuras producen situaciones anormales, una de ellas es que los dientes vecinos se inclinen hacia el espacio vacío disminuyendo considerablemente que el diente permanente pueda erupcionar, ya que queda atrapado en el hueso sin poder salir.
- Y la otra , es que el diente permanente erupcione antes de tiempo y de forma inmadura lo que produce a largo plazo que sean dientes con raíces muy pequeñas y más susceptibles a perderse antes de tiempo.
- Cuándo se pierde el diente de leche a edades tempranas hay que instalar aparatos para evitar estas pérdidas de espacio.

Con un buen cepillado podemos evitar dolor, tratamientos complejos y complicaciones futuras.

RECAMBIO DENTARIO

Alrededor de los seis 6 años aproximadamente, es cuando comienza el recambio de dientes de leche por los definitivos. Generalmente los primeros en perderse son los Incisivos Centrales Inferiores, siguiéndole los superiores.

Frente a este proceso inicial, surgen algunas dudas como papás; aquí mostraré las más frecuentes...

¿Qué hacer cuándo se comienza a mover un diente de leche?

Cuando están próximos a salir los dientes definitivos, los dientes temporales adquieren mayor movilidad, debido a que su raíz se va reabsorbiendo (acortando) para dar lugar al definitivo. Si el pequeño mueve o juega con su diente, no hay mayor inconveniente. Pero no es necesario apresurar su caída e intentar sacarlo ya que es la guía para que el permanente tome un lugar correcto.

Si el diente móvil genera molestia o incomodidad, el pequeño puede moverlo poco a poco hasta que se caiga o puedes ir al dentista, quién determinará si requiere sacar el diente o esperar a que se caiga.

¿Qué hacer cuando el diente se cae?

En el caso de la caída del dientecito, podemos decirle a nuestro pequeño escupir suavemente la saliva y colocar una gasita o rollo de algodón en la zona, si es que hay mucho sangrado, pidiéndole que la apriete (muerda) por unos minutos (supervisa que no se trague el algodón). No realizar enjuagues de ningún tipo, sólo dejar que la zona cicatrice sola.

"Mi hijo recambio su primer diente antes (o después) que sus compañeritos, ¿Por qué?".

Se ha determinado que existe una relación entre la fecha en que le salió su primer diente, con la fecha del recambio dentario. O sea, si fue precoz o tardía la erupción de su primer diente de leche, el recambio por sus dientes definitivos puede ser precoz o tardío, respectivamente.

Existe un rango de edad, entre los 5 y 7 años, en que esto puede suceder (siempre cada caso es particular). Lo que sí debe llamar la atención es si el homólogo (el mismo diente del lado contrario) se retrasa un par de meses en erupcionar.

¿Está mal que los dientes definitivos inferiores (incisivos) le estén saliendo por detrás de los de leche?

Por una cuestión anatómica los dientes definitivos pueden aparecen por detrás de los dientes de leche, quienes van adquiriendo cierta movilidad y al cabo de unas semanas se caen.

Si pasa el tiempo y el diente de leche no aumenta su movilidad o no se cae, se debe consultar a su odontopediatra u ortodoncista, ya que puede ser que sus raíces aun estén intactas debido a la distinta posición de los definitivos en relación con los temporales.

¿Por qué los dientecitos le salieron con forma de serrucho?

En los incisivos definitivos al erupcionar se observa una característica estructural en su borde similar a un serruchito, son los llamados "Mamelones". Éstos, con el tiempo, se van alisando por desgaste natural y desaparecen.

Desarrollo de los Dientes: Dientes Primarios

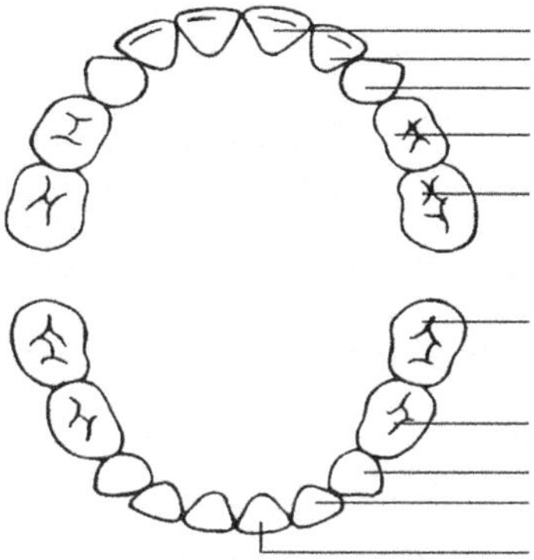

Dientes Superiores	Erupción	Se Caen
Incisivo central	8-12 meses	6-7 años
Incisivo lateral	9-13 meses	7-8 años
Canino (colmillo)	16-22 meses	10-12 años
Primer molar	13-19 meses	9-11 años
Segundo molar	25-33 meses	10-12 años

Dientes Inferiores	Erupción	Se Caen
Segundo molar	23-31 meses	10-12 años
Primer molar	14-18 meses	9-11 años
Canino (colmillo)	17-23 meses	9-12 años
Incisivo lateral	10-16 meses	7-8 años
Incisivo central	6-10 meses	6-7 años

Desarrollo de los Dientes: Dientes Permanentes

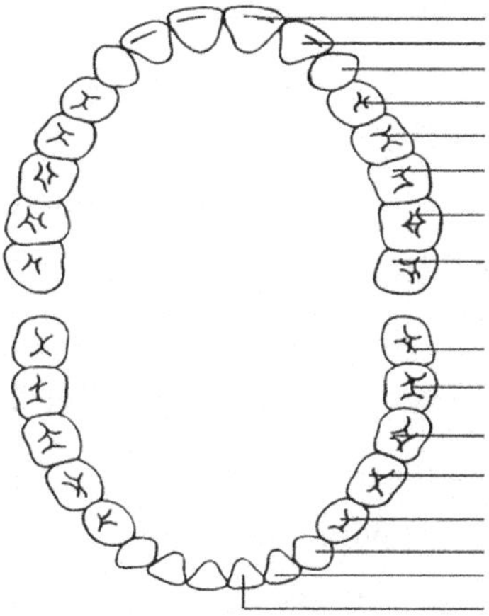

Dientes Superiores	Erupción
Incisivo central	7-8 años
Incisivo lateral	8-9 años
Canino (colmillo)	11-12 años
Primer premolar (primer bicúspide)	10-11 años
Segundo premolar (segundo bicúspide)	10-12 años
Primer molar	6-7 años
Segundo molar	12-13 años
Tercer molar (muela del juicio)	17-21 años

Dientes Inferiores	Erupción
Tercer molar (muela del juicio)	17-21 años
Segundo molar	11-13 años
Primer molar	6-7 años
Segundo premolar (segundo bicúspide)	11-12 años
Primer premolar (primer bicúspide)	10-12 años
Canino (colmillo)	9-10 años
Incisivo lateral	7-8 años
Incisivo central	6-7 años

PRIMER MOLAR DEFINITIVO

Alrededor de los seis años, después del último molar de leche, la mayoría de las veces sin darnos cuenta, aparece el "Primer Molar Definitivo", este dientecito que tendremos "para toda la vida", es uno de los que más se afecta por caries, llegando a ser el que más se pierde a edad adulta.

Por qué es un diente tan importante?

Es uno de los primeros dientes definitivos en erupcionar, por lo que le quedan muchos años de vida, y erupciona en una edad en que la mayoría de los niños no ha adquirido buenos hábitos de higiene oral. Y como muchos no saben que existe, ya que no se les cayo ningún diente para que este saliera, en ocasiones el cepillo no llega a limpiar esa muela.

Su ausencia puede provocar:

1. Cuándo faltan alguna de estas muelas, la eficiencia masticatoria disminuye en un 50%, o sea el alimento no queda bien triturado, alterando el bolo alimenticio y provocando problemas en la deglución y digestión.

2. Que el segundo molar definitivo (que erupciona detrás de él a los 12 años aprox.) se incline hacia adelante, generando alteraciones en la mordida, favoreciendo la acumulación de alimentos e incluso provocar problemas a las encías (hasta pérdida de hueso).

3. Extrusión del diente antagonista, eso significa que como

el molar con el que debería chocar al masticar no esta, se sigue saliendo y saliendo hasta que pierde también ese diente.

4. Desviación de dientes vecinos.

¿Por qué es importante conocer y controlar el primer molar?

- Es un diente que puede poseer surcos profundos (hoyos naturales) en su superficie, en donde se acumulan restos de alimentos.

- Hay veces que presenta defectos en su estructura, éstos pueden ser por razones genéticas o ambientales (ej: esta-dos febriles en primeros años de vida, problemas durante el parto, entre otros), algunos con mayor o menor daño en su superficie.

- Como en todos los dientes, cuando se forman caries y éstas progresan, pueden provocar mucho dolor y dificul-tad en el niño para alimentarse.

¿Cómo podemos prevenir las caries en él?

- Controles periódicos con su dentista.

- Buena higiene oral: El cepillado debe llegar a estos molares y remover bien la placa bateriana, de todas sus superficies. Por eso ustedes deben monitorear si esta erupcionando y recordarle a su hijo cepillarse hasta atrás, ya que es un diente que no sabían que existía, y por eso a veces no lo cepillan, ya que llevan creyendo que la manera en la que lo hacen es la correcta porque no ha habido ningún cambio perceptible para ellos.

FRENECTOMIA POR ANQUILOGLOSIA

El frenillo lingual es una membrana adherida desde la base de la lengua hasta el hueso donde están los dientes inferiores.

Un frenillo lingual corto, es cuando su inserción es muy cercana a la punta de la lengua, limitando sus movimientos dependiendo que tan corto quede. Influencía en el amamantamiento, dificulta los movimientos de la lengua y la posición de los dientes podría verse afectada, y posteriormente puede verse afectada el habla y la deglución de alimentos.

A este aspecto se le llama "anquiloglosia" y el procedimiento para revertirlo es "frenectomía", es hereditario y muy común.

Antes de profundizar en el tema es importante aclarar que se escucha mucho mas complicado de lo que realmente es. La solución es simple a pesar de escucharse muy laborioso.

Es muy sencillo darse cuenta, si su lengua se ve en forma de corazón quiere decir que su frenillo es corto. Como todo en la vida, en esto también hay niveles, hay casos en los que la forma de corazón es demasiado marcada, y en casos en los que no es tan notorio, es por eso que no todos los casos requieren intervención quirúrgica. Solo si tiene alguno de estos puntos:

-Succión y deglución débil: se pueden presentar daños en el pezón materno, dolor en los senos producidos por el extremo esfuerzo de succión, repetidos cuadros de mastitis,

RADIOGRAFIAS DENTALES

Las radiografías dentales son una herramienta muy útil que ayuda al dentista a detectar daños y enfermedades que no se ven a simple vista. La frecuencia con la que se deben tomar radiografías dentales depende de la salud bucal actual, y los posibles signos y síntomas que alguien tenga. Por ejemplo, los niños puede que necesiten radiografías más a menudo porque sus dientes están en constante desarrollo y tienen más probabilidades de verse afectados por la caries que los de los adultos. El dentista examinará su boca y decidirá si necesita radiografías.

Las técnicas y herramientas de las radiografías dentales, están diseñadas para limitar la exposición del cuerpo a la radiación, y por eso se deben de tomar todas las precauciones para garantizar que la radiación sea lo mas baja posible, según el principio de la ALARA (As Low As Reasonably Achievable; es decir, tan bajo como sea razonablemente alcanzable). Se debe de usar una bata de plomo (este material bloquea la radiación) que minimiza la exposición del abdomen y cuello, protegiendo la tiroides y el resto del abdomen.

Si estás embarazada, informa a tu dentista. Durante tu embarazo, puede que sea necesario que te tomen radiografías en caso de algún padecimiento dental que lo requiera. El uso de una bata y un protector emplomados te protegerán a ti y a tu bebé de exposición a radiaciones. Las radiografías dentales no necesitan retrasarse si está intentando quedarse embarazada o está amamantando.

deshidratación de tu bebé, baja producción de leche lo que provoca poca ganancia de peso y destete prematuro, pudiendo impedir el desarrollo del mecanismo de la deglución adulta.

-Habla: a veces, puede causar errores en la articulación y afectar la expresión de consonantes como la: T, D, L, N y R; porque la pronunciación de éstas requiere oposición de la lengua contra el paladar.

-Problemas Mecánicos: éstos son los más subestimados, la falta de movilidad de la lengua causa difucultad para hacer una autolimpieza oral interna, inhabilita lamer los labios, y los dientes.

Quinta Parte

Todo tiene un orden, aún dentro del caos...” Swami Nadhin

COMO RESPIRAN NUESTROS HIJOS?

Entre todas las preocupaciones que tenemos los papás en relación al desarrollo de nuestros pequeños, se nos pueden escapar algunas observaciones sutiles, pero no menos importantes, que pueden tener grandes repercusiones a futuro, una de ellas es la RESPIRACIÓN ORAL.

Cuáles pueden ser las causas de una variación en su respiración? Pueden existir varias, entre ellas encontramos:

- Un componente alérgico. (polvo, mascota, polen, plumas, etc.)

- Obstáculos que dificultan el paso del aire, como desviación del tabique, entre otras.

- Cuadro infeccioso inflamatorio. (gripa, sinusitis, etc.)

- Hipotonicidad de la musculatura bucal (labio, lengua, etc.) esto es cuando sus músculos no tienen la fuerza o tono suficiente.

- Alteraciones anatómicas orales, por ejemplo: relación alterada de la mandíbula, mordida abierta, entre otras.

En qué me debo fijar? Podemos observar su comportamiento diurno y nocturno.

1) Si habitualmente está con su boca abierta mientras juega, ve televisión o duerme.

2) Si moja con saliva su almohada al dormir o si ronca.

3) Otro punto importante es ver si su lengua la man-

tiene con frecuencia fuera de su boca o descansando entre sus labios.

4) Observar si está muy cansado o agotado durante el día.

5) Ojeras muy marcadas.

Qué repercusiones puede tener respirar por la boca? Muchas y que pueden ser irreversibles, tanto funcionales como estéticas:

- Limitación del crecimiento corporal.
- Alteraciones en la mordida (paladar pequeño, mordida cruzada). Puede ser una causa o una consecuencia de la respiración oral.
- Poco desarrollo de estructuras faciales (como la nariz y maxilar).
- Alteraciones en la postura (cabeza adelantada, piernas "chuecas" en X, pie plano).
- Dificultades para hablar bien (el aire nos permite una buena emisión de los fonemas).
- Cansancio por falta de conciliación del sueño, que puede provocar problemas de concentración en el colegio y estados de ánimos.
- Bruxismo, alteración que se caracteriza por apretar los dientes (rechinar), durante la noche y/o el día. Ojo que en niños, una de sus principales causas es la alteración en el patrón respiratorio.

Si notas alguno de estos signos en ti hijo, lo ideal es que lo consultes con tu pediatra o un otorrinolaringólogo especialista en niños ya que el puede hacer un diagnóstico más específico, exámenes para medir si hay algo que esté dificultando que el aire pase correctamente por la nariz o si simplemente hay que reeducar la respiración (frecuentemente sucede esto en pacientes que han sido operados de adenoides y de amígdalas pero siguen respirando de forma incorrecta).

ORTODONCIA Y BRACKETS

"Los dientes definitivos le salieron chuecos y separados, ¿tendrá que utilizar brackets?"

A menudo pueden erupcionar ligeramente rotados y separados unos de otros, el espacio que hay entre ellos no debe de preocuparlas, porque recuerden que la erupción de dientes no es toda de una sola intención, todo lleva su tiempo, y la cronología de los dientes es exacta, con esto me refiero a que en ocasiones esos espacios se cierran con la erupción del diente de al lado, por eso cada diente tiene su momento de brotar, y así poder tener un lugar alineado o ayudar a que los de al lado se junten y tengan un lugar correcto también.

Y en cuanto a la rotación de los dientes, debes de ir con un especialista llamado ortodoncista que también haga lo que se llama ortopedia, ya que la realización de este tratamiento puede ahorrarnos mucho tiempo de los famosos "brackets". Su función es colocar algún tipo de aparato en la boca de tu hijo, previniendo o arreglando alguna situación para que durante su desarrollo óseo y muscular, este aparato lo guie por un camino en el cual el resultado será de armonía entre los dientes. La visita con el especialista debe de ser aproximadamente a los 6 años, cuando las primeras muelas permanentes hayan erupcionado, y en ocasiones puede que les pida que regresen entre los 7 y 8 años.

¿Hasta qué edad se terminan de caer los dientes de leche? Aproximadamente hasta los 12 años.

Los brackets y la ortodoncia se utilizan para corregir la "mordedura deficiente" u oclusión dental defectuosa (cuando los dientes están amontonados o torcidos). En algunos casos, los dientes están derechos, pero la mandíbula superior y la inferior no encajan correctamente. Estos problemas de mandíbula o alineación de los dientes pueden ser heredados o podrían ser consecuencia de una lesión, de la pronta o tardía pérdida de dientes, de chuparse el pulgar .

Si tiene una mordedura deficiente, el dentista podría recomendar brackets u otro tipo de ortodoncia para enderezar su sonrisa. Al corregir el problema, se obtiene una bonita sonrisa, pero lo más importante, es que una ortodoncia significa una boca más sana. Si no se corrige una mala oclusión, podrían surgir otros problemas de salud bucal, entre ellos:

- Enfermedad de las encías (inflamación)
- Pérdida de dientes
- Masticación y habla afectadas
- Desgaste inusual del esmalte dental
- Problemas de mandíbula

Existen distintas formas de enderezar los dientes. El tipo de tratamiento ortodóntico que sigas dependerá de tus preferencias y de las opciones que te proponga el ortodoncista. Los brackets tradicionales alinean los dientes aplicando presión. Por lo general, se trata de pequeños brackets adheridos a los dientes, conectados mediante un alambre, que periódicamente el ortodoncista aprieta de forma gradual para mover los dientes y la mandíbula.

Puesto que la mala oclusión se puede observar entre los 6 y los 12 años, la ortodoncia a menudo comienza entre los 8 y los 14 años. El hecho de iniciar el tratamiento mientras el niño está creciendo contribuye a generar mejores resultados, ya que con aparatos adecuados para cada caso, se puede utilizar el crecimiento a nuestro favor y que el tratamiento sea de menor tiempo.

Mientras tenga brackets, es importante seguir una dieta equilibrada para la salud de los dientes. Por supuesto, una dieta sana siempre es importante, pero comer muchos alimentos azucarados puede hacer que la placa se acumule alrededor de los brackets y manchar o dañar de forma permanente los dientes. Evitar alimentos como las palomitas, elotes, los chicles, las manzanas enteras y otros alimentos pegajosos también es una buena idea para prevenir las manchas y caída de algún bracket, ya que eso podría retrasar el tratamiento. Pregúntale a tu dentista por los alimentos que debe evitar mientras esté en tratamiento.

No todos nacemos con sonrisas hermosas, pero con una buena higiene bucal y la pequeña ayuda de la ortodoncia, pueden tener una sonrisa hermosa y saludable.

MANTENEDORES DE ESPACIO

Los mantenedores de espacio ayudan "hacer lugar" para los dientes permanentes. Tu hijo puede necesitar uno si pierde un diente de leche prematuramente, antes de que el diente permanente esté listo para salir.

Si un diente de leche se pierde demasiado pronto, los dientes permanentes pueden aparecer en el espacio vacío en lugar de donde les corresponde. Cuando hay más dientes permanentes listos para salir, es posible que no haya espacio suficiente para ellos como consecuencia de la pérdida de espacio.

Para evitar que esto ocurra, el dentista podrá recomendar un mantenedor de espacio para mantener abierto el espacio dejo el diente temporal.

Si tu hijo perdió un diente muy pronto, avisale a su dentista y el te dará toda la información necesaria.

RECHINAMIENTO DE DIENTES (BRUXISMO)

Puede que hayas notado que tu hijo, durante la noche, aprieta y rechina los dientes. Se trata de un trastorno denominado "bruxismo", que afecta entre un 10% y un 20% de la población, incluidos niños y embarazadas.

A los padres nos genera una preocupación, porque realmente oyes el rechinar de dientes, y ves cómo aprieta muchísimo la mandíbula, de tanta presión parece que se van a romper los dientes. Por suerte, eso no va a pasar, pero si el problema sigue sí se puede observar la destrucción del esmalte y la dentina (se notan los dientes desgastados).

Se define el "bruxismo" como el hábito involuntario de apretar o rechinar los dientes sin propósitos funcionales. Este trastorno puede ocasionar dolor de cabeza, músculos de la mandíbula, cuello y oído.

Existen dos tipos de bruxismo: en palabras normales son apretamiento y frotamiento; y puede ser diurno y nocturno. El bruxismo diurno suele ser más apretador que rechinador, y nocturno puede ser de ambas formas.

Entre las causas físicas están los dolores de cabeza, dolor de oídos, aparición de nuevos dientes o caída de los dientes de leche, que dan nueva forma a la estructura bucal o una mala posición de los dientes que interfiera en la forma de cerrar la mandíbula.

Aunque hay cierta polémica en esto, se suele pensar que

en niños el bruxismo muchas veces puede coincidir con la presencia de parásitos intestinales, ya que la incomodidad que estos provocan generan una intranquilidad y tensión del niño.

Las causas psicológicas pueden ser todos aquellos trastornos o alteraciones que desencadenan tensión emocional o estrés. Por ejemplo los casos de hiperactividad o de niños muy activos que durante el día están nerviosos ó continuamente haciendo cosas, al llegar la noche, su actividad neuronal sigue de algún modo ansiosa, dando como resultado el apretamiento y rechinando de los dientes. La ansiedad es una causa frecuente de bruxismo.

Probablemente este hábito de apretar y rechinar los dientes mientras duerme sea pasajero. Tal vez cuando pase la enfermedad o cuando pasen las situaciones de estrés para el niño, desaparezca. Lo que podemos hacer es observar cuándo hay bruxismo, y si es de día, persuadir al niño a dejarlo de hacer, ya sea dándole algo con que entretenerse o algún alimento.

De igual forma, lo mejor sería ir a una consulta con el dentista y así poder obtener el tratamiento indicado en este problema.

AGENESIA Ó SUPERNUMERARIOS
(Falta o repetición de algún diente)

El numero de dientes temporales que un niño debe de tener son 20 en total, diez en cada arcada; y en un adulto deben de ser 32 contemplando las muelas del juicio y serían 16 en cada arcada.

Pero existen casos en los que no sale uno o varios dientes, ya sean de leche o permanentes, o que tienen un diente extra. Esto puede ser debido a algún síndrome o simplemente por genética.

A la falta de algún diente se le llama agenesia, y a los dientes extras, supernumerarios.

A pesar de no ser un padecimiento tan común como la caries, debemos de tomar precauciones en este tema y acudir al dentista, porque estos dientes supernumerarios o la falta de alguno, puede repercutir en una mala oclusión, causando una mala armonía en la boca de los niños.

El tratamiento para los supernumerarios que podría sugerir el dentista puede variar dependiendo de la clase y posición que tenga el diente para su extracción, y con eso queda resuelto el problema.

Y en cuanto a las agenesias o falta de dientes, depende de cuantos sean y que posición tengan en la boca, generalmente el tratamiento se basará en mantener el espacio hasta que concluya su crecimiento y posteriormente hacer la colocación de un implante, o simplemente cerrar ese espacio por medio de la ortodoncia si la estética lo permite.

Por eso es muy importante la visita al dentista periódicamente, y poder prevenir este tipo de afecciones que en muchos casos solo se notan por medio de radiografías.

TERCEROS MOLARES (Muelas del juicio)

"Con la edad llega el juicio..." Es por eso que estas muelas reciben ese nombre.

Como lo hemos visto en los capítulos anteriores, tu boca pasa por muchos cambios a lo largo de tu vida, y este es un acontecimiento importante que comúnmente sucede entre los 16 y 21 años de edad, que se resume en la aparición de las "muelas del juicio".

Cuando salen en posición correcta pueden ayudarte a masticar, y es por eso que hay ocasiones que no sabemos ni que estaban presentes en la boca de nuestros hijos o en la de uno mismo. Es normal sentir cierto malestar cuando erupcionan, pero si hay dolor, acude al dentista de inmediato.

¿En donde aparecen?

Los terceros molares pueden causar problemas si no tienen suficiente espacio para erupcionar o si salen en una posición incorrecta. Si el dentista dice que las muelas del juicio están incrustadas, quiere decir que están atrapadas en tu mandíbula (en el hueso) ó debajo de la encía.

A medida que las muelas del juicio vayan saliendo a través de la encía, pueden presentarse los siguientes síntomas:

- Si no están en la posición correcta, pueden hacer que la comida se quede atrapada. Esto permite que las bacterias causantes de la caries tengan oportunidad de crecer.

• Cuando no erupcionan adecuadamente, puede dificultar el uso de hilo dental entre las muelas del juicio y los molares adyacentes.

• Las muelas del juicio que erupcionan parcialmente, pueden dar oportunidad a las bacterias de entrar en la encía e iniciar un proceso infeccioso. Esto puede causar dolor, hinchazón y rigidez en la mandíbula. (Se le llama pericoronitis).

• Cuando no tienen sitio para salir pueden causar que los dientes vecinos se apiñen o se dañen.

• Una muela del juicio que está incrustada puede formar un quiste en ó cerca de la muela impactada. Esto puede dañar las raíces de los dientes de al lado o destruir el hueso que sujeta los dientes.

¿Porqué Tendrían Que Sacarte las Muelas del Juicio?

Cada paciente y cada caso es distinto, es por eso que siempre se debe de consultar a tu dentista y no juzgar por decisiones que se tomaron en el caso de otra persona. Es MUY importante saber que para llegar a la toma correcta de decisiones, el dentista debe examinar la boca, todos los dientes, el hueso, los nervios que corren cerca de la zona y lo mas importante, se debe de tomar una radiografía y juntos, tú y el dentista, discutir cual es el mejor tratamiento.

En general las muelas del juicio hay que quitarlas cuando existen pruebas de cambios en la boca como:

- Dolor
- Infección
- Quistes

- Tumores
- Daño a los dientes adyacentes
- Enfermedad de las encías
- Caries (si no es posible o deseable restaurar la muela).

¿Conservar las Muelas del Juicio?

Existen algunos casos en que el beneficio de conservarlas es mayor al de quitarlas, o puede que también pueda ser un riesgo extraerlas.

Si las muelas están en perfecto estado, correcta posición, y no causan molestia, se puede considerar dejarlas, la única desventaja seria que en ocasiones el cepillo dental no llega hasta esa zona y podría causar caries en o entre las muelas, generando un problema que pudo haber sido resuelto con su extracción, ya que la boca es completamente funcional sin los terceros molares.

También existen ocasiones en las que se detectaron cuando ya estaban totalmente formadas y al quitarlas generaríamos problemas por la perdida de hueso que se causaría, aunque eso no quiere decir que se deben de conservar, repito, es dependiendo cada caso. Y por la misma razón de estar totalmente formadas, pueden exisitir casos en los que las raíces de las muelas estén muy cerca del nervio dentario, siendo un riesgo enorme su extracción.

Es por eso que recomiendo a los 16 años realizar una **radiografía panorámica,* para ver en que estado están estas muelas y tomar decisiones a tiempo.

Las muelas del juicio que no se extraen deben seguir

siendo vigiladas debido a lo que mencione. Cuando la gente envejece, tiene mayor riesgo de desarrollar problemas de salud y esto incluye problemas en las muelas del juicio.

**radiografia panorámica: también se le conoce como ortopantomografía, y brinda en una sola imagen la radiografia de todos los dientes en boca y estructuras adyacentes.*

BLANQUEMIENTO DENTAL

El cepillado y uso de hilo dental son maneras cotidianas de mantener tus dientes radiantes, blancos y sanos. Sin embargo, hoy en día la cosmética dental ha evolucionado mucho debido a la demanda de nuestra generación, la necesidad de demostrar perfección en una fotografía ha aumentado de una manera indescriptible, y con eso vienen todas las aplicaciones en las que se pueden editar fotos y videos para cambiar ciertos detalles que nos molestan, y el mas común siempre es el color de los dientes. Pero cuando se trata de la vida real y no de una simple foto, entra el complejo y la necesidad de solucionarlo. Esto no nada mas sucede en los adultos, cada vez aumenta el porcentaje de adolecentes que exigen un blanqueamiento al finalizar su tratamiento de ortodoncia, y en ocasiones antes de eso.

Cuando la *Academia Americana de Odontología Cosmética* (AACD) preguntó a diferentes personas qué era lo que más les gustaría mejorar de sus sonrisas, la respuesta más común fue unos dientes más blancos.

Antes de profundizar en el tema es muy importante entender los problemas que podrían causar los blanqueamientos que encontramos en centros comerciales, internet, recetas caseras, etc. Algunos de los problemas que podría provocar son:

- Sensibilidad extrema por dosis incorrecta, causando problemas irreversibles en los dientes.
- Coloración distinta en los dientes, ya que el blanqueamiento solo funciona sobre el diente, no funciona sobre resinas, coronas, ni carillas.
- Pigmentación de color negro de la encía.
- Quemadura de encía, labios o paladar por una concentración de dosis superior a la que necesita.
- Erosion del esmalte dental (primer capa del diente).

La Academy of General Dentistry (AGD) recomienda a los adolescentes esperar hasta los 14 años antes de comenzar a utilizar productos de blanqueamiento ya que a esa edad, la pulpa del diente está completamente formada, lo que hace que el adolescente experimente menos sensibilidad con el blanqueamiento de dientes.

¿Por qué han cambiado de color los dientes?

• Comida y Bebida	El café, el té y el vino tinto son algunos de los principales culpables. Tienen en común pigmentos de color intenso llamados cromógenos que se pegan a la parte exterior de los dientes (esmalte).

• Uso de Tabaco	Dos químicos en el tabaco son los culpables: alquitrán y nicotina. El alquitrán es naturalmente oscuro, a diferencia de la nicotina que es incolora hasta que se mezcla con oxígeno, entonces se vuelve amarilla y mancha las superficies.
• Edad	Bajo la blanca y dura capa exterior de tus dientes (esmalte) hay una zona más blanda llamada dentina. Con el tiempo, esta capa de esmalte exterior se hace más fina y se expone la amarillenta dentina.
• Trauma	El diente podría cambiar de color ante un golpe, debido a que reacciona a una lesión construyendo más dentina, que es una capa más oscura debajo del esmalte.

• Medicamentos	El cambio de color de los dientes puede ser un efecto secundario de antihistamínicos, antipsicóticos o medicamentos para la tensión arterial. Los niños pequeños expuestos a antibióticos como tetraciclina y doxicilina cuando sus dientes se están formando (en el útero o de bebés) pueden sufrir decoloración de dientes permanentes en una etapa posterior de sus vidas. Quimioterapia y radiación en cuello y cabeza también pueden oscurecer los dientes.

¿Cómo funciona?

Es un proceso simple; son productos que contienen uno de los dos decolorantes dentales (peróxido de hidrógeno o peróxido de carbamida) en diferentes concentraciones. Estos blanqueadores rompen las manchas en piezas más pequeñas, lo que hace el color menos concentrado y los dientes más luminosos.

Hay 4 tipos de blanqueamientos:

- En consultorio dental:

Consiste en una sola cita, en la cual se coloca un material protector para la encía y el material blanqueador en la concentración que el dentista decida, con un abrebocas que impide que el material sea removido de los dientes, posteriormente se coloca una luz ultravioleta ó laser directamente en la boca para activar de esta manera el material y aumentar su efectividad.

o Ventajas: Es inmediato, se ven los resultados desde ese momento y solo requiere una cita

o Desventajas: Aumenta el grado de sensibilidad, puede que esa molestia se quede por un par de días y que vaya disminuyendo poco a poco.

• En casa con guardas oclusales:

Consiste en guardas oclusales hechas a la medida, en las cuales el dentista les indicara como colocar el material blanqueador (que el les proveerá) el cual viene en distintas presentaciones aunque la mas común son jeringas con el liquido ya listo para ser colocado en la guarda y muy fáciles de usar. Se utilizan solo por las noches hasta llegar al tono deseado.

o Ventajas: La sensibilidad es notablemente mas baja comparada con el blanqueamiento en el consultorio.

Se puede manipular su uso hasta llegar al tono deseado.

o Desventajas: El tratamiento no es inmediato, generalmente tarda 14 dias.

• Combinado: Consiste en utilizar las dos técnicas mencionadas, es muy raro el caso en el que se pueda aplicar debido al alto índice de sensibilidad que podría presentar.

• Pastas dentales y enjuagues bucales: En algunos de

estos productos esta presente como ingrediente activo algún agente blanqueador, aunque en dosis mas reducidas, eso quiere decir que si funcionan solo que no inmediatamente, también es importante aclarar que aunque sean dosis bajas, aun pueden causar sensibilidad y que no van a dar el mismo resultado que los blanqueamientos prescritos por el dentista.

La efectividad y garantía de resultados va a depender primero de la razón de la pigmentación de los dientes, ya que si fue por algún medicamento puede que sea mas limitada a eficacia, en cambio si fue por alimentos puede que se vean óptimos resultados. Y segundo dependerá de la higiene que se mantenga posterior al blanqueamiento, así como la alimentación y los cuidados que se lleven a cabo. Aquí les dejo algunas medidas preventivas para mantener los dientes blancos y brillantes, antes y después de haberse realizado algún tratamiento blanqueador.

Evita el consumo de refrescos, té o café, y nicotina ya que pueden manchar los dientes. Si bebes refrescos o café, utiliza un popote para prevenir la decoloración de los dientes superiores frontales o cepilla tus dientes después de consumir estas bebidas.

Limpia tus dientes cuidadosamente, especialmente si usas brackets o aparatos dentales. Las partículas de comida pueden quedar atrapadas entre estos aparatos y el diente y causar decoloración e, incluso, caries.

Sexta Parte

"Por suerte, todo tiene solución..."

MAL ALIENTO (HALITOSIS)

A veces creemos que los niños no tienen mal aliento, pero en ocasiones si lo tienen. Las causas mas frecuentes son los malos hábitos, un mal cepillado de dientes.

Hoy en día existen muchos productos que nos ayudan a saber si nuestros hijos se están lavando bien los dientes, porque a veces ni nosotros como padres podemos ver si fue un cepillado bueno, o solo para refrescar la boca con el sabor de la pasta. Se llaman *"detectores de placa"*. Lo que hacen estos productos es manchar las zonas donde hay placa dentobacteriana (comida). Hay distintas presentaciones, a veces vienen en enjuague o pueden venir en pastillas masticables, el punto es que tiñen todas las zonas donde no esta limpio, de esa manera podemos enfatizar en lavar bien y que no queden espacios sucios.

A los niños les encanta porque lo ven como un juego, y nosotros podemos ayudarlos a que sea algo diveertido.

Pero si el mal aliento sigue a pesar de tener buena higiene con nuestros hijos, puede que estén padeciendo gingivitis (inflamación de la encía) o deficiencia en el cepillado de la lengua (glositis), ya que se quedan bacterias en su boca que son las que causan la inflamación y el mal aliento.

Si esto continua puede que sea por mucosidades en la garganta, lo cual es muy común, el olor se aprecia más por la mañana que por la noche, ya que las bacterias de la garganta fermentan los mocos, produciendo el mal aliento al despertar. También podría ser a causa de las amígdalas. Si tu hijo se enferma frecuentemente de la garganta, su mal aliento podría deberse a esa causa.

La boca seca es otra causa. Los niños son muy activos, y a veces es difícil que se acuerden de tomar agua y estar bien hidratados. Si los niños no reciben suficiente agua, su boca produce menos saliva para eliminar las bacterias causantes del mal olor. No parece gran cosa, pero la falta de saliva también puede llenar al diente de sarro y caries.

Puede que no sea tu primer pensamiento, pero el mal aliento de tu hijo puede ser por algo atorado en sus fosas nasales. Los niños son curiosos, y su nariz es el tamaño exacto para la inserción de objetos pequeños de juguetes. Cuando algo permanece en los conductos nasales de un niño, se puede crear un olor desagradable. Si crees que hay posibilidad de que esto es lo que está causando el mal aliento de tu hijo, llévalo al pediatra para una revisión.

TRAUMATISMOS Y GOLPES EN LOS DIENTES

La mayor parte de las lesiones sobre los dientes temporales suceden entre los 2 y 3 años de edad. Es el momento en que le niño aprende a caminar y aún no posee la coordinación suficiente.

La mayoría de las lesiones afectan a los incisivos centrales causando distintos padecimientos.

Las lesiones en los dientes temporales tienen el potencial de causar alteraciones en el desarrollo de los dientes definitivos que vienen en camino. Por lo que el buen manejo de éstas lesiones es muy necesario para el desarrollo correcto de los dientes definitivos.

Hay muchas maneras en las que puede suceder un golpe y muchas alteraciones que pueden suceder, aquí vamos a mencionar algunas:

En un diente traumatizado, el color puede ir del amarillo al negro. Esto pasa debido al contenido del diente, que cuando es golpeado sale como un moretón, es decir, se llena de sangre al igual que en otra parte del cuerpo, pero la única diferencia es que no hay modo de salida de esa sangre y es por eso que el diente se ve gris o negro.

El tratamiento ante este padecimiento varia, en cuanto a la movilidad que pueda tener el diente, si hay dolor, o si el diente esta vital. El dentista es el que deberá de decidir el tratamiento correcto para obtener una armonía entre ese diente traumatizado y el diente que viene en camino.

Otro tipo de golpe común es cuando el diente temporal esta desplazado, es decir, fuera de su lugar pero sin caerse, ya sea metido de mas o un poco hacia fuera. Aquí lo que se debe de hacer es ir inmediatamente al dentista y que el tome la decisión de regresarlo a su lugar y ferulizar el diente o extraerlo en caso de que el permanente ya este en camino.

Hay fracturas de dientes temporales en las que solo se rompe un borde y la manera de arreglarlo es colocando una resina que es del mismo color del diente; Pero hay casos en los que la fractura es mas grande y ha llegado al nervio, en esos casos se debe de realizar una endodoncia y colocar una restauración definitiva que el dentista recomiende debido al tipo de golpe.

En este tipo de traumatismos a los que les llamamos "avulsión del diente", lo que significa que se ha caído por completo y en una sola intención, se debe de llevar al niño al dentista solo para verificar que no hubieron heridas aparte de la caída del diente, no debe de ser reimplantado ya que podría comprometer la integridad del diente que viene en camino.

En cambio en los dientes permanentes, se debe de llevar otro protocolo.

Cuando un diente permanente sufre de una avulsión, lo que se debe de hacer inmediatamente si el diente esta completo, es volverlo a meter en donde estaba, sin limpiarlo ni meterlo en alcohol a desinfectar, si en verdad esta sucio porque se cayo en la tierra o algo parecido, solo se debe de enjuagar con agua;

aun si estamos en una alberca, es el mismo procedimiento, de igual forma en el agua había cloro, entonces reimplántalo de inmediato. Si lavamos perfectamente el diente, corremos el riesgo de remover el tejido que nos ayudara a que vuelva a adherirse en su lugar.

El paso siguiente es ir al dentista a que tome un par de radiografías para verificar que esta bien colocado, y pueda ferulizar el diente para que no se mueva en lo que se adhiere perfectamente al organismo de nuevo. El pronóstico es bueno si el diente es inmediatamente reimplantado. Si esto no es posible, el diente debe de ser transportado en un medio líquido: leche fría, saliva o agua, en éste orden, para mantener la vitalidad de las fibras periodontales, y que sea posible su inmediato reimplante cuando lleguen con el dentista.

En cuanto a los golpes que dejan grises o negros los dientes permanentes y los que causan que se desplacen a otro sitio, debemos de seguir el mismo protocolo que con los temporales e ir directamente al dentista para obtener el mejor pronostico del tratamiento que se va a requerir.

AFTAS BUCALES

Son pequeñas úlceras con una base blanca o gris y un borde rojo que aparecen en el interior de la boca. No son contagiosas, pero puedan aparecer con frecuencia y pueden ser una o varias. Su causa exacta no se sabe, pero muchos expertos creen que se debe a problemas del sistema inmunológico (baja de defensas en el cuerpo). Por lo general, se curan por sí solas despues de una o dos semanas. Evita los alimentos picantes, condimentados o agrios que puedan irritar la úlcera.

Un tratamiento muy eficaz es realizar una mezcla en partes iguales de hidróxido de magnesio, hidróxido de aluminio y simeticona (generalmente conocido como Melox) y Clorhidrato de difenhidramina (conocido como Benadryl). Una opción muy buena, es realizar la mezcla en un frasco con tapa y marcarlo con el nombre de "aftas" o con algúno que te sientas cómoda, para tenerlo siempre listo y a la mano.

La aplicación en niños que aún no saben hacer buches y escupir, es tomando un hisopo, remojarlo con la mezcla, y colocarlo directamente en la úlcera.

Y para niños que ya sepan escupir y adultos, se realiza el enjuague con la mezcla durante un minuto y luego escupir todo. Es muy importante que no ingieran el producto, ya que solo necesitamos el contacto con la lesión para neutralizar el pH de la boca y en especial de la úlcera y que ésta sane de manera mas rápida. Este enjuague se puede hacer 3 veces al día, y en caso de que no se cure, ir al dentista.

HERPES LABIAL

Comúnmente conocido como “fuegos”, son una familia de virus que se reproducen en nervios, piel y mucosas. El más frecuente es el Herpes Simple. La mayoría de las personas se infecta por él en los primeros años de vida. Cuando se infectan desarrollan una Gingivoestomatitis herpética y después de curarse, el virus se inactiva pero puede reactivarse produciendo el Herpes Labial si las defensas se bajan.

Los fuegos se secan, forman una costra y al final cae la costra dejando la piel nueva de un tono más rosado que el resto. Pero raramente dejan marcas permanentes.

Si la costra no se infecta pero sangra con facilidad con los movimientos de los labios, podemos aplicar Vaselina, para que la costra sea más elástica hasta que se caiga.

Podemos minimizar los síntomas, prevenir las complicaciones y acelerar su curación en 4 días, en lugar de los 15 que suele durar el brote. En niños mayores a 12 años, podemos aplicar Aciclovir crema directamente en la zona donde está el herpes, recuerda no compartirlo con nadie ya que se puede contagiar fácilmente, y no usarlo por mas de 5 días. En el caso de los menores, consúltalo con tu dentista o pediatra que medicamento le puedes dar.

Ten presente que un fuego puede venir acompañado de fiebre, no en todas las ocasiones, pero de ser así, tienes que llevar a tu hijo al pediatra para revisar la infección.

MANCHAS BLANCAS O AMARILLAS EN LOS DIENTES

En un diente o en varios, grandes o pequeñas más blancas o menos amarillas... Así podemos encontrar algunas manchitas de color blanquecino y/o amarillento en las superficies de los dientes de nuestros pequeños. ¿Qué son? y ¿Cuál es su causa?

Primero que nada es muy importante entender que los dientes en su estructura natural pueden presentar diferencias de tonalidades, lo que se relaciona con su composición ya que están compuestos por distintas capas, cada una con una función distinta, sin embargo, existen alteraciones estructurales que se manifiestan con cambios de coloración en la superficie del diente. Estas alteraciones pueden afectar a uno o mas dientes, ya sean temporales o permanentes y pueden ser por causas hereditarias o ambientales, algunos ejemplos son:

- Amelogenesis Imperfecta: La alteración mas común y es de origen hereditario. Se ven manchas blancas opacas y en otros casos más amarillentas, puede ser en todo el diente o en ciertas zonas; Consumir una alimentación que sea baja en azúcar y practicar muy buena higiene oral puede reducir la posibilidad de formación de caries. El tratamiento depende de que tan desgastado este el esmalte. Las coronas dentales mejoran la estética de los dientes y los protegerán de daños.
- Hipoplasias e Hipomineralizaciones: Éstas pueden

ocurrir por falta de minerales o alteraciones en la calcificación del diente durante el desarrollo, son manchas blancas de distintos tamaños y pueden tener perdida de la forma del diente en algunos casos. Pueden ser a causa de enfermedades, infecciones, fiebre, bebés prematuros, problemas durante el parto, exposición a algunos medicamentos, o en el caso de los dientes permanentes, pueden ser todas las anteriores sumándole también los golpes en el diente de leche, siendo los primeros 3 años de vida los más susceptibles para las alteraciones, por lo que hay veces que la alteración se manifestará cuando erupcionen.

Se deben de tratar?

Lo ideal es darnos cuenta lo antes posible de que existen, ya que son dientes mas suceptibles a caries debido a la falta de esmalte (primer capa del diente), y por esa misma razón, pueden ser muy sensibles a los cambios de temperatura.

Lo que generalmente esta indicado, es una buena higiene, control de dieta cariogénica, en algunos casos se recomiendan los selladores de fosetas y fisuras, aplicación de flúor, entre otras.

Cuando afectan la estética dependerá del grado o tamaño de la alteración para elegir el tipo de tratamiento que se realiza, siendo el dentista quien puede indicarle las opciones para el caso en particular.

El diagnóstico depende del examen clínico, es por eso te invito a ser la permanente examinadora de la boca de tus hijos, cada día al realizar la higiene, observando si presentan estos cambios de coloración, notando oportunamente cualquier alteración. También es muy importante que no olviden asistir a su control odontopediátrico.

FLUOROSIS

La fluorosis del esmalte dental no es una enfermedad, sino más bien afecta a la forma en que los dientes se ven. En la gran mayoría de los casos, en la fluorosis del esmalte se ven líneas blancas tenues apenas perceptibles o rayas sobre el esmalte dental y no afecta ni la función ni la salud de los dientes. De hecho, en muchos casos, el efecto es tan leve que, sólo un dentista se daría cuenta de esto.

La fluorosis solamente ocurre cuando los dientes se están formando bajo las encías. Una vez que los dientes salen a través de la encía, no pueden desarrollar la fluorosis dental.

¿Qué se puede hacer para reducir el riesgo de fluorosis?

La mayoría de la fluorosis dental se puede prevenir al controlar la ingesta excesiva de productos fluorados tópicos, como la pasta de dientes con fluoruro por ejemplo. Los padres deben poner sólo la cantidad requerida de pasta dental con flúor en los dientes de un niño pequeño en cada cepillado. Los niños pequeños deben ser supervisados durante el cepillado y enseñados a escupir y no tragar la pasta de dientes, cuando ya saben escupir la pasta podemos comenzar a utilizar pasta con flúor.

TINCION CROMÓGENA

Un fenómeno común en niños, es encontrar unas manchitas negras, en forma de línea oscura y delgada o como puntitos pigmentados, en relación al cuello del diente, siguiendo el contorno de la encía.

Este tipo de tinción es más frecuente en dientes temporales que en definitivos, comenzando a observarse alrededor de los 2 a 3 años.

¿Por qué se producen?

Estas manchan corresponden a una tinción cromógena (con pigmentos de color) de origen externo al diente. Corresponde a un tipo especial de placa que contiene sal de hierro insoluble dentro de sus componentes. Según algunos estudios el color es producido por la sal férrica, probablemente formada por la interacción entre Bacterias Específicas y el Hierro en los líquidos orales.

¿Cuándo desparecen?

Se observan más en la infancia y disminuyen en la pubertad y en la edad adulta, se cree que es por el recambio dentario y que al inicio de la vida adulta mejora la higiene y por consiguiente hay un cambio en la microflora oral.

¿Es malo tenerlas?

No generan mayor daño en los dientes, pero debemos

mejorar la técnica de cepillado para prevenir su constante formación.

¿Cuál es el tratamiento?

Consiste en la eliminación de esta placa dental, lo cual no es posible hacer sólo con una cepillado de rutina y requiere la realización de una limpieza por un dentista.

No se deben dejar los suplementos de hierro sin la indicación del pediatra que lo indicó.

Para un diagnóstico correcto siempre se debe realizar un control clínico por su Odontopediatra, ya que en algunos casos podemos confundir otro tipo de lesiones que pueden tener características similares.

LENGUA GEOGRAFICA, ROJA, BLANCA, ENTRE OTRAS.

Dicen que los ojos son el reflejo del alma; y la lengua entonces es el espejo de la salud (o la enfermedad).

La lengua es un órgano musculoso que ayuda a medir la salud de nuestro cuerpo a través de su color y textura, y así saber mas sobre el estado de salud de nuestros niños.

La lengua tiene que estar rosada, húmeda y lisa, pero nunca en exceso de esas tres características. Uno de los exámenes más comunes en las consultas del pediatría es el de la lengua. El doctor pide al niño que saque la lengua para observarla y así poder descartar o revelar si tiene anemia, deshidratación, déficit de vitaminas o problemas renales.

Vamos a platicar de algunas características que puede tener la lengua, y si en algún momento notas alguna de ellas, lleva a tu hijo al dentista o pediatra para descartar cualquier padecimiento y asegurarnos que todo esta en orden.

Lengua blanquecina: Puede ser por diferentes causas, la mas común es falta de higiene, y para evitarlo debemos de cepillar bien la lengua al igual que todos los dientes. También puede pasar después de una amigdalitis o faringitis. Otra causa puede ser candidiasis ó deshidratación.

Puntos blancos: Generalmente por candidiasis ó por la toma de antibióticos u otros medicamentos.

Lengua agrietada: Las fisuras en la lengua pueden ser por una alergia a ciertos alimentos.

Lengua muy roja: Es por una deficiencia vitamínica, específicamente de ácido fólico y vitamina B12.

Lengua geográfica: Se llama así porque salen una serie de manchas de color irregular, como si fuera un mapa. No se conoce la causa especifica, aunque puede estar relacionada con la deficiencia de la vitamina B. Otra razón puede ser por irritación a causa de alimentos calientes o picantes.

Lengua con llagas: Ocasionalmente la lengua de los niños puede presentar unas molestas aftas que les impiden comer bien. Pueden ser debido a algún mordisco accidental, infección viral, deficiencia de vitamina B12, carencia de hierro, anemia, ó enfermedad celíaca. Cuando estas llagas aparecen con mucha frecuencia, puede ser debido a la falta de vitamina B6, hierro o niacina.

Si la lengua se inflama mucho las razones pueden ser varias, por ejemplo, acidez, estreñimiento, diarrea o gastritis crónica. Si las papilas gustativas son planas (en vez de texturizadas), indica un desorden intestinal. Como mencione antes, la lengua saludable es la de color rosado. Si es de un tono rojizo oscuro, indica que hay inflamación en el cuerpo.

Si la lengua está pálida quiere decir que nos faltan nutrientes y los niveles de hemoglobina en sangre son bajos.

ANSIEDAD DENTAL (Maneras para evitar el miedo al dentista)

Es muy común la frase "si no te portas bien te voy a llevar al dentista", bueno créanme que es la peor frase que pueden utilizar con sus hijos, aunque crean que solo se van a acordar de esa amenaza un momento, no lo hagan. Acuérdense que los niños son como esponjas, absorben todo lo que pueden, y la próxima vez que les digan que van a ir al dentista, se va a prender un foquito en su cerebro recordándoles lo malo que es. Se los ruego no usen ese tipo de advertencias, ni tampoco las vacunas, pediatra, etc.

Una manera que me encanta recomendar, es platicar un par de semanas antes sobre la experiencia del dentista. Pueden decirles que en el dentista usan pastas de sabores muy ricos, que la silla es como una nave espacial que se mueve sola, que tienen unos contadores de dientes y espejitos especiales que ellos pueden ver, una pistolita que saca agua y aire, y que ellos pueden ver y tocar todo.

De esa forma cuando llegan al consultorio, ya no lo ven como algo extraño, porque llevan platicándolo varias veces en su casa (que esa es su zona segura), y sienten cierto conocimiento del lugar al que están llegando.

También es muy importante platicar con los hermanitos grandes, y explicarles que el entendimiento que tienen ellos es mucho mayor al de su hermano pequeño, y por eso no deben de hacer comentarios negativos ni transmitirles miedo. Hacerles entender que tienen una responsabilidad como hermanos grandes (a ellos les encanta eso) y aunque escuchen de sus amigos o compañeros comentarios negativos, no siempre son ciertos.

Es importante entender que con la mente de nuestros chiquitines es muy fácil jugar. Ellos no saben distinguir muy bien la ansiedad, lo desconocido y el miedo, y ésta puede ser una muy buena oportunidad para que ayudes a tu hijo a tener una apertura de carácter ante cosas que no conoce, y a saber manejar las situaciones diferentes de la vida con una perspectiva positiva.

ANESTESIA Y SEDACIÓN PARA TU HIJO (Preguntas que hacer al dentista)

Hay ocasiones en las que los niños presentan múltiples caries, y son muy pequeños para tolerar un tratamiento normal en el consultorio dental, es por eso que después de realizar un estudio completo del paciente, puede existir la posibilidad de que tu dentista te diga que la mejor opción es sedar a tu bebé para realizarle todos los tratamientos que necesite, en una sola intención.

La ADA (American Dental Association) sugiere las siguientes preguntas que padres y tutores deben hacer en cuanto a la sedación o anestesia general de sus hijos en una consulta dental. La ADA recomienda hablar con el dentista sobre cualquier preocupación que tengas sobre el plan de tratamiento antes, durante o después de la intervención dental:

Antes de la intervención:

- ¿Quién hará la evaluación preoperativa de mi hijo, incluyendo su historial médico, como alergias, medicamentos con receta médica que toma y enfermedades y hospitalizaciones anteriores?
- ¿Cuál es el tiempo recomendado en que mi hijo no debe comer ni beber nada antes de la intervención (con excepción de los medicamentos necesarios tomados con un sorbo de agua)?
- ¿Tomará mi hijo alguna medicina en casa antes de venir a la consulta y, si es así, qué debo vigilar?

• ¿Qué entrenamiento y experiencia tiene el proveedor de la anestesia/sedación en proveer el nivel de sedación o anestesia que se planea para la intervención?

• ¿Cumple este entrenamiento y esta experiencia todos los estándares de directrices de ADA para el Uso de Sedación y Anestesia General por Dentistas?

• ¿Tiene el personal que participará en la intervención entrenamiento actualizado sobre los métodos de reanimación, como Soporte Vital Básico para Proveedores de Salud, y otros cursos de reanimación avanzados tal como recomiendan las directrices de ADA?

• ¿Es este entrenamiento renovado regularmente?

• ¿Exige la junta dental estatal un permiso o licencia especial de anestesia/sedación que permita al proveedor de la anestesia/sedación administrar este nivel específico de sedación o anestesia en la consulta dental?

Durante la intervención:

• ¿Además del uso de anestesia local, qué nivel de sedación o anestesia general se le dará a mi hijo? ¿Sedación mínima (relajado/a y despierto/a), sedación moderada (adormilado pero despierto), sedación profunda (apenas despierto) o anestesia general (inconsciente)?

• ¿Cómo será vigilado mi hijo antes, durante y después de la intervención hasta que se le deje ir a casa?

• ¿Hay medicamentos de emergencia apropiados y equipo disponible de inmediato si se necesitara, y tiene la consulta un plan de respuesta a emergencias por escrito para manejar las emergencias médicas?

Después de la intervención:

- ¿Me dará el proveedor de la sedación/anestesia instrucciones y datos de contacto de emergencia en caso de que surjan preocupaciones o complicaciones tras volver a casa?

Es muy importante preguntar todo lo posible, y estar tranquilos del procedimiento que se va a realizar.

ALERGIAS EN EL CONSULTORIO DENTAL

Las alergias son algo de lo que siempre nos debemos de preocupar, así como cuando llegamos a un restaurante y notificamos al mesero de las cosas que no podemos comer, debemos hacer lo mismo en el dentista, aunque sea lo mas simple e innecesario de mencionar, ya que a veces podemos creer que no vale la pena pero para el dentista era de suma importancia estar notificado de ese dato.

Y no importa la magnitud de tratamiento al que estén llevando a sus hijos, recuerden que algo tan simple como el látex de los guantes puede causar reacciones severas. Es por eso que no debemos omitir ni el mas mínimo detalle.

Las reacciones alérgicas pueden variar dependiendo a que sea la respuesta alérgica, pero vamos a hablar del látex que al ser muy simple puede sacarnos de muchas dudas.

Cuando se expone a las proteínas del látex, una persona sensible a este material puede experimentar síntomas leves, como urticaria o congestión nasal.

Los casos graves pueden tener como consecuencia una reacción anafiláctica, esto se trata de una reacción peligrosa que causa una baja de la tensión arterial, dificultad para respirar, hinchazón de la garganta, lengua y nariz, e incluso pérdida del conocimiento. Si no se trata, puede poner la vida en peligro. Se requiere atención médica de urgencia ante el primer síntoma de una reacción anafiláctica. Deben estar alerta ante estos síntomas y así poder notificar al equipo dental de esta reacción o en su defecto si ya no esta en el consultorio dental, llamar a primeros auxilios y notificarlos de igual manera.

Si han tenido antes reacciones alérgicas a objetos con látex, deben decirlo antes de iniciar cualquier tratamiento en ustedes o sus hijos. El dentista y su equipo tomarán las precauciones necesarias para la siguiente visita.

CONCLUSIONES

Después de leer cada capitulo del libro, nos podemos dar cuenta de lo complejo que es el tema de la odontología en nuestros niños, pero lo que es realmente impresionante es la naturaleza humana, el instinto que tenemos como mamás para saber perfectamente lo que necesitan nuestros hijos. Nunca duden de ese instinto, ese lazo que no se puede describir existe, y no debemos cuestionarlo nunca, porque nadie mas que ustedes mismas saben que es lo mejor para sus hijos.

Lo que hice con este libro fue darle una ayuda a ese instinto materno para que sigan brindándole a su familia lo mejor de ustedes, recordando que lo mas importante siempre va a ser la salud.

Acuérdense de cuidarse primero a ustedes mismas, porque si ustedes están bien, pueden asegurar el bienestar de sus hijos, prediquen con el ejemplo, los niños son esponjas que no tienen limite de absorción, y entre mas material les demos para absorber, mas aseguramos su bienestar. La higiene dental es solo el inicio para prevenir enfermedades en todo el cuerpo, brindémosles las herramientas necesarias para luchar contra lo que venga. Que vean que ellos son nuestra prioridad y por eso hacemos todo lo que hacemos.

Espero que este libro les haya gustado, y que haya sembrado una semilla de bienestar dental en cada una de ustedes y en sus familias, que con el conocimiento adquirido sigan regando esa semillita para que crezca cada vez mas y la higiene dental no sea nunca un problema.

BIBLIOGRAFÍA:

Mills LW, Moses DT: Oral health during pregnancy. Am J Matern Child Nurs. 2002

Holdings L. Caries y embarazo: la importancia del control y la prevención . Ibliomed [Internet]. 2002

Leine MA: Effect of Pregnancy and dental health. Acta Odontol Scand. 2002

Buonocore MG. Adhesives for pit and fissure caries con-trol. Dent Clin North Am.1972;16:693–708.

Weintraub JA. The effectiveness of pit and fissure seal-ants.J Public Health Dent.1989;49(special issue 5):317–330.

Rozier RG. The impact of recent changes in the epidemiology of dental caries on guidelines for use of dental sealants: epidemiologic perspectives. J Public Health Dent. 1995;55(special issue 5):292–301.

Hugoson A. Gingivitis in pregnant women. A longitudinal clinical study. Odontol Revy. 1971

Fuks A, Holan G, Davis J, Eidelman E: Ferric sulfate versus diluted formocresol in pulpotomized primary molars: preliminary report. Abstract presented at the American Academy of Pediatric Dentistry Annual Session, Orlando, USA,1994.

Camilleri J, Montesin FE, Brady K, et al. The constitution of mineral trioxide aggregate. Dent Mater 2005

Xiang Q, Liang Y, Chen L, Effect of fluoride in drinking water on children's intelligence. (2003)

Inventario Nacional de Calidad del Agua (INCA). Inventario Nacional de Calidad del Agua. 2017. Accessed August 1, 2017.

Sistema de Información Geográfica del Agua (SIGA). Capas de información de los aprovechami entos inscritos del Registro Público de Derechos de Agua (REPDA). 2015.

Instituto Nacional de Estadística y Geografía (INEGI). Principales resultados por localidad (ITER). 2017.

World Health Organization (WHO). Guide lines for Drinkingwater Quality. 4th ed. Geneva: WHO; 2011.

Secretaría de Salud (SSA). Modificación a la Norma Oficial Mexicana NOM-127-SSA11-994, Salud ambiental. Agua para uso y consumo humano. Límites permisibles de calidad y tratamientos a que debe someterse el agua para su potabilización. Mexico: Diario Oficial de la Federación; 2000.

United States Environmental Protection Agency (USEPA). National Primary Drinking Water Regulations. Washington, DC: USEPA; 2017.

Secretaría de Salud (SSA). Norma Oficial Mexicana NOM-201-SSA12-015, Productos y servicios. Agua y hielo para consumo humano, envasados y a granel. Especificaciones sanitarias. Mexico: Diario Oficial de la Federación; 2015.

United States Food and Drug Administration (USFDA). Guidance for Industry Arsenic in Apple Juice: Action Level. Maryland: FDA; 2013.

Manfredini D, Restrepo C, DiazSerrano K, Winocur E, Lobbezoo F. Prevalence of sleep bruxism in children: a systematic review of the literature. J Oral Rehabil. 2013.

Lobbezoo F, Ahlberg J, Glaros AG, Kato T, Koyano K,

Lavigne GJ, et al. Bruxism defined and graded: an international consensus. J Oral Rehabil. 2013.

Manfredini D, Lobbezoo F, Giancristofaro RA, Restrepo C. Association between proxyreported sleep bruxism and quality of life aspects in Colombian children of different social layers. Clin Oral Investig. 2017.

Angle E. The treatment of malocclusion of the teeth, University of California. Philadelphia, PA: White Dental manufacturing Company; 1907.

Greene E. The posture of the mandible. Am J Orthod Oral Surg. 1942

Ballestar E. An introduction to epigenetics. Adv Exp Med Biol. 2011

Pimenidis M. The neurobiology of orthodontics: treatment of malocclusion through neuroplasticity. Berling: Springer; 2009.

Brash J. The aetiology of irregularity and malocclusion of the teeth. London: Dental Board of the United Kingdom; 1929.

Carlson D. Theories of craniofacial growth in the postgenomic era. Semin Orthod. 2005.

Lipton B. The biology of belief. Carlsbad, CA: Hay House, Inc.; 2008.

Von CramonTaubadel N. Global human mandibular variation reflects differences in agricultural and hunter-gatherer subsistence strategies. Proc Natl Acad Sci U S A. 2011

Du X, Hagg U. Muscular adaptation to gradual advancement of the mandible. Angle Orthod. 2003

Van Der Linden FP. Facial growth and facial orthopedics. Chicago, IL: Quintessence Pub. Co; 1986.

Koenig J, Davies A, Thach B. Coordination of breathing, sucking, and swallowing during bottle feedings in human infants. J Appl Physiol. 1990;69:1623–9

Tonkin S, Partridge J, Beach D, Whiteney S. The pharyngeal effect of partial nasal obstruction. Pediatrics. 1979;63:261–71.

Carrascoza K, Possobon RDF, Tomita L, Moraes A. Consequences of bottlefeeding to the oral facial development of initially breastfed children. J Pediatr (Rio J). 2006

Trawitzki L, AnselmoLima W, Melchior M, Grechi T, Valera F. Breastfeeding and deleterious oral habits in mouth and nose breathers. Braz J Otorhinolaryngol. 2005

Viggiano D, Fasano D, Monaco G, Strohmenger L. Breast feeding, bottle feeding, and nonnutritive sucking; effects on occlusion in deciduous dentition. Arch Dis Child. 2004

Inoue N, Sakashitab R, Kamegal T. Reduction of masseter muscle activity in bottlefed babies. Early Hum Dev. 1995.

Neiva F, Wertzner H. A protocol for oral myofunctional assessment: for application with children. Int J Orofacial Myology. 1996

Simoes W. Insights into maxillary and mandibular growth for a better practice. J Clin Pediatr Dent. 1996

RamirezYañez G. Early treatment of malocclusions Cucuta. Cúcuta: J Ramirez Press; 2009.

Liu Z, Ikeda K, Harada S, Kasahara Y, Ito G. Functional properties of jaw and tongue muscles in rats fed a liquid diet after being weaned. J Dent Res. 1998

Ravosa M, Ning J, Costley D, Daniel A, Stock S, Stack M. Masticatory biomechanics and masseter fibertype plasticity. J Musculoskelet Neuronal Interact. 2010

James G, Strokon D. Cranial strains and malocclusion VII: a review. Int J Orthod Milwaukee. 2006

Ng A, Yang Y, Wong R, Hagg E, Rabie A. Factors regulating condylar cartilage growth under repeated load application. Front Biosci. 2006

Smartt J, Low D, Barlett S. The pediatric mandible: I. A primer on growth and development. Plast Reconstr Surg. 2005

Sillman J. Serial study of good occlusion from birth to 12 years of age. Am J Orthod. 1951

Berberoglu M. Precocious puberty and normal variant puberty: definition, etiology, diagnosis and current management. J Clin Res Pediatr Endocrinol. 2009

Phillip M, Lazar L. Precocious puberty: growth and genetics. Horm Res. 2005

Choi SH, Fan D, Hwang MS, Lee HK, Hwang CJ. Effect of growth hormone treatment on craniofacial growth in children: idiopathic short stature versus growth hormone deficiency. J Formos Med Assoc. 2017

Victora CG, Bahl R, Barros AJ, Franca GV, Horton S, Krasevec J, et al. Breastfeeding in the 21st century: epidemiology, mechanisms, and lifelong effect. Lancet. 2016

Jaafar SH, Ho JJ, Jahanfar S, Angolkar M. Effect of restricted pacifier use in breastfeeding term infants for increasing duration of breastfeeding. Cochrane Database Syst Rev. 2016

Ravin JJ. The prevalence of dummy and finger sucking habits in Copenhagen children until the age of 3 years. Community Dent Oral Epidemiol 1974

Adair SM. Pacifier use in children: A review of recent literature. Pediatr Dent 2003

Protecting, promoting and supporting breastfeeding: The special role of maternity services. A joint WHO/UNICEF statement. Int J Gynaecol Obstet 1990

Adair SM, Milano M, Lorenzo I, Russell C. Effects of current and former pacifier use on the dentition of 24- to 59-month-old children. Pediatr Dent 1995

Hauck FR, Omojokun OO, Siadaty MS. Do pacifiers reduce the risk of sudden infant death syndrome? A meta-analysis. Pediatrics 2005

Bueno SB, Bittar TO, Vazquez Fde L, Meneghim MC, Pereira AC. Association of breastfeeding, pacifier use, breathing pattern and malocclusions in preschoolers. Dental Press J Orthod 2013

Moimaz SA, Lolli LF, Garbin CA, Saliba O, Saliba NA, Azevedo PS. Harmful oral suction habits in children: association with breastfeeding and family social profile. Rev Odonto Ciência 2010

Matalova E, Fleischmannova J, Sharpe PT, Tucker AS. Tooth agenesis: from molecular genetics to molecular dentistry. Journal of Dental Research. 2008

Shimizu T, Maeda T. Prevalence and genetic basis of tooth agenesis. Japanese Dental Science Review. 2009

Prasad MK, Laouina S, El Alloussi M, Dollfus H, Bloch-Zupan A. Amelogenesis Imperfecta: 1 Family, 2 Phenotypes, and 2 Mutated Genes. J Dent Res. 2016

Oliveira FV, Gurgel CV, Kobayashi TY, Dionísio TJ, Neves LT, Santos CF, et al. Amelogenesis imperfecta and screening of mutation in amelogenin gene. Case Rep Dent. 2014

Denbesten P, Li W. Chronic fluoride toxicity: dental fluorosis. Monogr Oral Sci 2011

Aoba T, Fejerskov O. Dental fluorosis: chemistry and biology. Crit Rev Oral Biol Med 2002

Sischo L, Broder HL. Oral healthrelated quality of life: what, why, how, and future implications. J Dent Res 2011

Messadi DV, Younai FS. Halitosis. Dermatol Clin 2003

Motta LJ, Bachiega JC, Guedes CC, Laranja LT, Bussadori SK. Association between halitosis and mouth breathing in children. Clinics (Sao Paulo) 2011

Villa A, Zollanvari A, Alterovitz G, Cagetti MG, Strohmenger L, Abati S, et al. Prevalence of halitosis in children considering oral hygiene, gender and age. Int J Dent Hyg 2014

Adewale L. Anaesthesia for paediatric dentistry. Contin Educ Anaesth Crit Care Pain. 2012

Bailey CR, Nouraie R, Huitink JM. Have we reached the end for throat packs inserted by anaesthetists? Anesthesia. 2018

Lim CW, et al. The use of a nasogastric tube to facilitate nasotracheal intubation: a randomized controlled trial. Anaesthesia. 2014

Baltimore RS, et al. Infective endocarditis in childhood: 2015 update. Circulation. 2015

Scottish Dental Clinical Effectiveness Programme.

Antibiotic prophylaxis against infective endocarditis: implementation advice. 2018

Rahimi H et al. Effectiveness of antiviral agents for the prevention of recurrent herpes labialis: A systematic review and metaanalysis. Oral Surg Oral Med Oral Pathol Oral Radiol. 2012

Rosa MI et al. Efficacy of topical 5% acyclovirl% hydrocortisone cream for treatment of herpes labialis: A systematic review. An Acad Bras Cienc. 2015

General Dental Council. Standards for the dental team. 2013.

Gerrard G. Printed radiographs – is what you see what you get?Dent Update 2013

Petti S, Glendor U, Andersson L. World traumatic dental injury prevalence and incidence, a metaanalysis one billion living people have had traumatic dental injuries. Dent Traumatol. 2018

Andreasen JO, Andreasen FM, Andersson L. Textbook and Color Atlas of Traumatic Injuries to the Teeth. 4th ed. Oxford: Blackwell Munksgaard; 2007.

Andreasen JO, Ravn JJ. Epidemiology of traumatic dental injuries to primary and permanent teeth in a Danish population sample. Int J Oral Surg. 1972

Shulman JD, Peterson J. The association between incisor trauma and occlusal characteristics in individuals 8–50 years of age. Dent Traumatol. 2004

Nguyen QV, Bezemer PD, Habets L, PrahlAndersen B. A systematic review of the relationship between overjet size and traumatic dental injuries. Eur J Orthod. 1999

Kargul B, Welbury R. An audit of the time to initial treatment in avulsion injuries. Dent Traumatol. 2009

Andersson L, Andreasen JO, Day P, et al; International Association of Dental Traumatology. International Association of Dental Traumatology guidelines for the management of traumatic dental injuries: 2. Avulsion of permanent teeth. Dent Traumatol. 2012

Tewari N, Pandey RK. Root hypoplasia: an unusual sequela to primary tooth trauma. Dent Traumatol. 2010

World Health Organization. Health promoting schools: a healthy setting for living, learning and working. Geneva: WHO; 1998.

Made in the USA
Monee, IL
04 November 2026

67381916R00075